医患关系现状与发展研究：
基于信任及相关政策的思考

鲍勇 主编

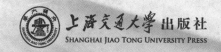

上海交通大学出版社
SHANGHAI JIAO TONG UNIVERSITY PRESS

内容提要

本书结合作者多年来的研究实践，从循证国内外的医患关系现状与发展策略入手，重点介绍了评价医患关系的信任度问题，并且对信任度指标进行了构建。本书还对解决医患关系的方法从医改角度和操作层面进行了研究。在医改层面，介绍了构建医改的新模式解决医患关系的设想，同时对家庭医生制度构建、社区健康管理模式构建和全科医学人才培养制度构建在解决医患矛盾等方面进行了探讨。在操作层面介绍了改善医患关系的运作技巧，特别是本书的案例分析很有新意。本书特色突出，理论有新意，可操作性强，实用价值大，是一本不可多得的医患关系专著，本书的出版将对我国医患关系研究开展和发展起到重要的指导作用。

本书可以作为医学院医学生教材，也可以作为教师参考用书，同时也是适合卫生管理人员的选修材料。

图书在版编目(CIP)数据

医患关系现状与发展研究：基于信任及相关政策的思考 / 鲍勇主编. — 上海：上海交通大学出版社，2014

ISBN 978-7-313-10901-9

Ⅰ. 医…　Ⅱ. 鲍…　Ⅲ. 医院—人间关系—研究—中国　Ⅳ. R197.322

中国版本图书馆 CIP 数据核字(2014)032680 号

医患关系现状与发展研究
基于信任及相关政策的思考

主　　编：鲍　勇
出版发行：上海交通大学出版社　　　　　　地　　址：上海市番禺路 951 号
邮政编码：200030　　　　　　　　　　　　电　　话：021-64071208
出 版 人：韩建民
印　　制：常熟市文化印刷有限公司　　　　经　　销：全国新华书店
开　　本：787mm×960mm　1/16　　　　　印　　张：9.5
字　　数：182 千字
版　　次：2014 年 5 月第 1 版　　　　　　印　　次：2014 年 5 月第 1 次印刷
书　　号：ISBN 978-7-313-10901-1/R
定　　价：28.00 元

前　言

从 2010 年我和我的团队申请到国家自然科学基金《基于患者信任的医疗服务质量改进研究》项目后，就一直在思考医患关系问题。特别是 2013 年教育部创新项目《基于医疗质量改进的患者信任度评价指标体系构建以及实证研究》的立项，更使我对医患关系有了深层次的认识。

医患关系是指"医"与"患"之间的关系。"医"包括医疗机构、医务人员；"患"包括病人、病人的家属以及除家属以外的病人的监护人（有时称作"患者方面"）。

此处所称的"医"主要是指医疗单位及其医务工作者。不仅包括各级各类医院、乡镇卫生院、疗养院和门诊部，还包括各种诊所、卫生所、医务所等。医务工作者也是一个广义的概念。其中主要是指各级各科医生，由于医生的服务态度、医术水平、负责精神等方面因素引起的医疗纠纷最为常见。其次常涉及医疗纠纷的是护士，她们负责治疗的具体操作和护理工作，如果粗心大意、操作失误、擅离职守也易导致医疗纠纷。此外，医疗单位的管理人员有时也会成为医疗纠纷的"肇事者"，常见的有管理工作未尽职尽责，使医疗环节脱档而给病人造成损害；或者医疗单位的领导瞎指挥，硬性要求主治医生使用或不使用某种药物及诊疗措施，导致不应有的危害后果。

此处所称的"患"是指接受诊疗的病人。如果诊疗及护理过程没有导致病人死亡，就必须由病人本人提请医疗纠纷的处理。当然，按照法律的规定，病人可以委托家人、亲友、律师等人充当代理人，以病人的名义，具体实施解决医疗纠纷的工作。如果在诊疗护理过程中病人死亡，那么他的利害关系人就可以取代患者而成为医疗纠纷的主体。死者的配偶、子女、父母等都可以成为利害关系人。

医患关系的实质是"利益共同体"。因为"医"和"患"不仅有着"战胜病魔、早日康复"的共同目标，而且战胜病魔既要靠医生精湛的医术，又要靠患者战胜疾病的信心和积极配合。对抗疾病是医患双方的共同责任，只有医患双方共同配合，积极治疗，才能求得比较好的治疗效果。医患双方在抵御和治疗疾病的过程中都处于关键位置，患者康复的愿望要通过医方去实现，医方也在诊疗疾病的过程中加深对医学科学的理解和认识，提升诊疗技能。在疾病面前，医患双方是同盟军和统一战线，医患双方要相互鼓励，共同战胜疾病。

维护医患这对利益共同体的良好关系，需要医患双方的共同努力。一则有趣的民间传说可作为注脚。唐朝药王孙思邈外出采药，遇一只母虎张口拦路，随从以为虎欲噬人而逃，孙思邈却看出虎有难言之疾。原来这母虎被一长骨卡住了喉咙，是来拦路求医。孙思邈为其将异物取出，虎欣然离去。数日后，孙思邈在返程中途经此地，那虎偕虎崽恭候路旁向他致意。这个故事起码说明了两个道理：第一，即使是吃人的猛虎患病，医生也应本着仁义之心为它治疗，何况是生了病的人呢；第二，即使是吃人的猛虎对于为它解除病痛的医生也怀有感恩之心，有礼貌地回应。从某种意义上说，相互尊重、相互配合、相互依存正是医患关系的最基本特点。

最近国内的医患关系出现了极不和谐的局面，医患之间缺乏信任和理解，医患矛盾日趋激化。说到"看病难、看病贵"，每个患者都有许多话要说，"回扣"、"红包"等不正之风也在群众中造成了相当恶劣的影响。另一方面，据中国医师协会《医患关系调研报告》显示：将近 3/4 的医师认为自己的合法权益不能得到保护，认为当前医师执业环境"较差"和"极为恶劣"的达 60% 之多。每家医院平均每年发生医疗纠纷 66 起，发生患者打砸医院事件 5 起以上，打伤医师 5 人；北京医师协会对北京市 71 家二级以上医院的统计表明：近 3 年共发生殴打医务人员事件 502 起，致伤、致残 90 人。日趋紧张的医患关系严重冲击着医疗服务市场，医护人员流失现象越来越严重，转行的逐年增多。调查显示，一半以上的医务人员不愿让自己的子女报考医学院校。

探讨其医患关系恶劣的重要原因，很多人无非是在指责医院重程序服务轻人文关怀，少数医务人员职业道德水平低下，服务不到位。但是笔者更认为要从医改的角度考虑，即考虑目前卫生改革的模式、路径、内容和评价指标体系，从而在医患关系方面有更深的认识和解决方法。

因此，本书从国内外的医患关系循证入手，首先介绍了评价医患关系的指标不是满意度，而是信任度，并且对信任度指标进行了构建。在这个基础上，又对解决医患关系的方法从医改角度和操作层面进行了分析。在医改层面，介绍了中国医患关系解决的途径之一：医改的模式构建和实施；中国医患关系解决的途径之二：家庭医生制度的构建和实施；中国医患关系解决的途径之三：社区健康管理模式的构建和实施；医患关系解决途径之四：全科医学人才培养制度建立和实施；在操作层面介绍了改善医患关系的运作技巧。

本书特色突出，可操作性强，实用价值大。本书的出版将对我国医患关系研究开展和发展起到一定的指导作用。

本书在编写过程中，得到很多研究生、博士生（刘威、杜学礼、董恩红、徐婷、张安）查阅的资料帮助，在医患关系案例分析中得到陈伟华医生的支持，一并感谢。

医患关系研究是在新医改形势下重要内容，在很多方面要进行探索、研究和发展。因此，本书在编写过程中也一定有不足之处，请读者给予谅解，为盼。

鲍　勇

2014 年 4 月

目　　录

第一章　国际医患关系现状与发展

医患关系是指医务人员与患者在医疗实践过程中产生的特定关系,它有狭义和广义之分。狭义的医患关系特指医务人员与患者之间的关系,它强调的是医务人员和患者之间在医疗卫生活动中所形成的直接的特定的服务与被服务的卫生服务关系;广义的医患关系泛指医务人员和患者间的关系,其中"医"的范围涵盖医师、护士、医技人员以及医务管理人员;"患"也不仅仅单指患者,还包括与患者有关联的亲属、朋友、单位等群体,即广义的医患关系是指以医师为主体的人群与以患者为中心的人群之间所建立的相互关系。

第一节　国外医患关系现状

尽管医患关系是一个世界性问题,但由于影响医患关系因素众多,包括政治体制、经济状况、社会文化、民族民俗特点和医疗模式等,造成了医患关系存在国别间的差异。纵观西方发达国家的医患关系,不难发现如美国、英国、德国、法国等的医患关系有一定的共同点:虽然医疗纠纷频发、医疗伤害无法避免、医疗诉讼问题时有发生,但是医患关系普遍较为和谐,发展情况也较为平稳,基本上在理性和法律的框架内。

一、国外医患关系发展趋势

(一) 医疗伤害无法避免

哈佛大学(Harvard University)医疗事故调查组 1986 年接受纽约州政府委托,对全纽约州 51 家医疗机构 1984 年当年的病历(神经科病历除外)随机抽取31429 份进行逐份调查。结果显示,仅有 27.6% 的医疗伤害是由医疗过失引起的,即医务人员的过失责任所占比例不足三成,而另外 72% 的医疗伤害是由医疗服务的不确定性和高风险性引起的。根据美国科学研究院医药研究所发表的报告统计,每年美国由于医疗事故死亡的病人达到 4.14 万~9.18 万人。日本厚生省的一项调查显示,在全国 82 所大型医院里,近两年来共发生医疗事故 15000 多件。德国作为一个医疗技术比较发达的国家,其医疗水平也享有盛名。但根据德国卫生部门公布资料统计,每年德国的医疗事故总数高达 10 万起,其中有 2.5 万起医疗事故甚至可导致病人的死亡。可见医疗伤害问题在世界各地都无法避免。

(二)医疗纠纷日渐增加

美国医疗学会的调查报告结果显示,1980 年对 100 名医生的诉讼案件数为 3.2 件,1985 年已增加到了 10.1 件。根据海因里希法则,即对严重的医疗纠纷而言,通过非诉讼方式解决的案件数量是已经通过诉讼方式解决的案件数量的 30 倍,而对一般医疗纠纷而言,通过非诉讼方式解决的案件数量是已经通过诉讼方式解决案件数量的 300 倍。早在 20 世纪 60 年代末期,日本的医疗纠纷频频发生,至 70 年代末期,医疗纠纷数量甚至成倍增长,一度成为日本政府的焦点问题。据统计,日本第一审法院每年受理和医疗过失相关的案件约 300 件左右。同样,按海因里希法则计算,日本每年发生医疗纠纷案件约为 10 万件,以 20 万位医生来分配,平均每位医生每年发生 0.5 件医疗纠纷。又据统计,德国 1997 年发生医疗纠纷 8884 件,2001 年发生医疗纠纷 17039 件,2003 年发生医疗纠纷 11053 件。将德国人口以 8300 万计算,1997 年平均每百万居民医疗纠纷投诉量为 107 件,2001 年为 129 件,2003 年为 133 件。

(三)医患关系整体和谐

尽管医疗纠纷、医疗伤害和(或)医疗诉讼的案件数量是衡量医患关系好坏的指标之一,但并非唯一的指标,也不是一个重要的指标。医疗纠纷和(或)医疗诉讼发生数量的增多,一定程度上反映了社会和法制文明的进步;而医疗伤害的发生与人类自身的局限性、医学的发展水平等因素有关联,具有一定的必然性。有矛盾并不意味着必然不和谐,一个没有矛盾冲突的社会就如同一个没有摩擦力的力学世界一样,是不存在于现实世界中的。因此,衡量医患关系是否和谐,需要一个综合的、多层次的评价体系,不但要考虑医疗纠纷发生的数量,还要考虑纠纷或冲突的表现形式,进而对医患关系的公正性、秩序性、法治性、权威性等全方位进行研究和考察。以法国为例,医患间互相尊重,每次见面都会互相问候,双方的沟通交流也较为流畅。甚至在住院期间,患者与医生成为好友,出院后经常一起出去度假,邀请参加对方婚礼等。

第二节　国外医患关系现状成因

上一节论述了国际上医患关系总体上是和谐的,本节从理论和实践方面进行和谐成因的阐述。

一、理论研究方面

20 世纪 90 年代前,国外学术界对于医患关系的研究主要集中在如何提升医患之间的亲密度,进而利用优秀的医学知识,提升人民群众的健康水平。而 90 年代以后,医患矛盾呈现萌芽,医患关系日趋紧张,因此,学术界更多地关注如何通过改革和完善医疗费用的保障制度和支付手段来优化医患关系。

纵观国外医患关系的理论研究,最著名的是 Talcott Parsons(1951)的医患社会角色理论,Thomas Szasz 和 Marc Hollender(1956)提出的三种医患关系模式,Hayes-Bautista 和 David E. (1976)以及 Cassell(1985)的医患交流与沟通理论,Sherman Folland(1993)的基于信息不对称研究等。

(一) 医患社会角色理论

Parsons(1951)认为医患关系的前提是医生为患者处理健康问题提供有效的帮助,患者通力配合医生,而医生则尽可能使得患者恢复到正常的健康和功能水平。在此过程中,由于医患双方的角色差异带来了认知的冲突,因而影响到医患关系。Thomas Szasz 和 Marc Hollender(1956)指出医患关系的重要决定因素是患者症状的严重程度。基于此,Szasz 和 Hollender 提出了萨斯-荷伦德模式,即根据患者症状的严重程度,将医患关系模式分为主动-被动模式(Active-Passive Mode)、指导-合作模式(Guidance-Cooperation Mode)和共同参与模式(Mutual Participation Mode)。目前后一种模式被广泛应用,为医生的诊疗行为和临床决策提供理论上的指导,有利于缓解医患关系。而 Robert Veatch 根据在医患关系中医生所扮演的不同角色,将医患关系模式分为工程模式、教士模式和契约模式,而其中在契约模式中医患双方分享道德权利和责任,较为令人满意。Braunstein 提出将医患关系分为传统模式和人道模式两种。各种医患关系模式的提出都有其客观的社会、经济、科技等背景,不应当存在明确的分界线。

(二) 医患交流和沟通理论

Hayes-Bautista 和 David E. (1976)将医患双方的互动看作是一个两方协商的过程,而不单单只是医生简单地下命令,并让患者机械听从医生命令的过程。Cassell(1985)指出在医疗过程中,当信息满足以下三方面时,就能成为重要的治疗工具:①提供行动的基础;②减少不确定性;③加强医患关系。William Madsen (1973)提出文化因素对医患交流存在一定的影响,主要体现在现代医学实践强调科学、复杂技术的应用以及与医生合作的规范和价值观,对文化特征不同的患者而言,与医生之间的互动存在一些困难,可能引起双方的误解,并形成医患之间的矛盾。Coe(1970)等在研究中进一步指出医患沟通交流的重要性,认为医生与患者之间在社会地位、教育水平、职业教育和权威性方面存在差异,容易导致沟通的障碍,进而引起医患冲突。

（三）基于信息不对称的研究

Sherman Follan(1993)提出医生间收费的差别明显大于更具竞争性的市场同类收费的差别。而价格离散数据显示，在某些程度上医生和患者双方都存在信息不灵的情况，相较之下，患者更处于劣势地位。Stephen Shmaske(1996)指出根据主流健康保健经济学理论，医疗服务有着信息不对称、道德风险、伦理关系、垄断竞争、逆反选择等形式，使得医疗服务不同于其他物品。Akira Kurimoto(2004)提出：由于患者缺乏选择的机会和信息通路，因此他们会处于不利地位。而传统上医生的决定被视作是最后且绝对的。又由于患者缺乏关于疾病的知识，他们的少量信息就会来自于医疗广告和竞争者。一旦就医以后，患者便不能再次选择，导致他们不得不在医疗保险之外额外支付费用。

二、实践研究

（一）较为完善的医疗保障制度

目前绝大多数国家都已经根据自身国情建立和采用了相对较为完善的医疗保障制度。从而促进了医患关系的和谐。

1. 国家卫生服务保障制度

早在 20 世纪下半叶，英国首先宣布所有医疗费用由政府承担，为所有居民提供免费的综合卫生服务，即"从摇篮到坟墓"均有化保障的福利性国家。日本也建立起了"全民皆保险"的医疗保障制度，即所有的日本国民都是医疗保险的被保险者。加拿大于 1984 年出台了《卫生保健法案》，提出医疗保险的五项基本原则：统一性，即所有的省和地区都必须建立医疗保险制度，其中包括所有必需的医疗服务；可及性，即无论在公立医院还是私人诊所，所有国民都能享有同等的服务项目和条件，不论财富和健康状况，人人平等；广泛性，即医疗保险覆盖全体国民；方便性，即在全国任何地区看病，国民都同样被接纳，且不用支付费用；公共管理，即由政府利用税收统一管理和支付医疗机构相关费用。

2. 社会医疗保险型制度

德国作为世界上最早建立社会保障制度的国家，推行强制性的，以社会健康保险为主、商业保险为辅的健康保险模式。目前约有 7050 万公民参加了国家法定的社会保险，覆盖了德国 91% 的人口，另外有 840 万公民参加了私人的商业保险，两者相加，整个社会健康保险制度为德国 99.8% 的人口提供了相应的医疗保障。

3. 商业保险型主导制度

美国作为该制度的代表国家，其医疗保障体系由三大子体系构成，分别为政府承办的社会医疗保障体系，包括医疗照顾制度、医疗救助制度、工伤补偿保险、军人医疗计划和少数民族免费医疗,个人投保的商业医疗保险体系和雇主型医疗保险体系。值得注意的是,以上医疗保障内容中,除医疗照顾是由联邦政府主持的,其余均为个人自愿的商业保险。

4. 储蓄保障型制度

新加坡全社会的医疗保障包括医疗储蓄保险计划、穷人医疗救济计划和大病保险计划三大组成部分,其中以医疗储蓄计划为主导,以穷人医疗救济计划和大病保险计划为辅助。自20世纪80年代初,新加坡就开始全面实行医疗储蓄保险计划。该计划具有全民强制性,即强制将全民个人消费的一部分以公积金的方式进行储蓄,转化为个人医疗账户。

医疗保障制度的完善,不仅使得绝大多数人都能看得起病,也为医疗机构解除了后顾之忧,在接收病人以后一切以诊治为先,避免了不必要的医患纠纷或冲突。

(二) 规范医患双方权利和义务

1. 医生的权利和义务

由于医疗服务中医患双方信息的不对称,拥有专业知识的医生在医患关系中往往处于优势地位。因而,在对医生权利和义务的规定中,常常会联系到医生的专业责任、职业道德等方面的内容,并且会以行业规范的形式来进行约定和约束。

美国内科理事会(American Council of Internal Medicine, ACIM)在1999年,对医生的职业精神内容进行了界定,主要包括严守高尚道德和伦理标准、医生的自我利益实现次于病人的利益实现、为社会需要服务、对自身和同事负责、人文主义关怀和保持行为及决策公正等九项内容。在2002年,欧洲内科医生联盟、美国内科医生学会、美国内科历史会基金会和美国内科学会基金会共同发布《新千年医师职业精神:医师宪章》(Medical Professionaliam in the New Millennium: The Physician Charter)。该宪章明确了医师职业精神的三项基本原则和相关的专业责任,被视为新时期医师执业精神核心。其中三项原则包括:患者自主性、患者利益优先和社会公正。相关的专业任务包括:努力提高医师自身专业水平、为患者保密、对患者诚实、创新科学知识并保证知识可靠性、对有限资源进行公正合理的分配、通过控制利益冲突维护信用等。

2. 患者的权利和义务

由于患者通常处于医患关系中的弱势地位,因而社会通常应当更多地关注患者的利益。伴随着人权运动的开展,患者权利运动作为重要的组成部分,已具有200多年的历史。

自20世纪60年代以来,美国的患者权利运动十分活跃。1972年,美国波士顿的一家医院颁布了一项叫做"你作为患者的权利"的规章,成为了美国患者权利宣言的雏形。同一年,美国医院协会(American Hospital Association, AHA)发布了著名的《患者权利宪章》(*The Charter of Patients' Rights*),其中列举了患者的12项权利,其中包括选择医生权、知情同意权、隐私权等。随后,美国各州根据自身情况,设立了自己的"患者权利宪章"。1990年美国通过了"患者自决法案(Patient Self-Determination Act)",法案中明确了患者拥有自决等自主权利。甚至在1993年,美国将《医疗事故委员会报告书》以通俗易懂的方式写入了"患者权利宪章",并要求和强调必须发给和告知每位患者。目前,美国已经有16个州通过立法的形式制订和实施了"患者权利宪章",并以此为延伸,设立了"患者权利保护人"制度。

英国1977年制定的《国民保健服务法》、1985年制定的《医院意见处理法》、1990年制定的《保健记录接触法》中,都涉及患者权利,如同意权、选择权、隐私权等,作出了系列具体规定。1991年,英国政府颁布了最早的"患者宪章(Patient's Charter)",强调了患者在公共卫生服务中的权利。比如,个人门诊预约权利,即患者不再需要和多个患者在同一时间共同等候医生。在1997年,英国政府对"患者宪章"进行修订和完善,形成了新的患者宪章。

(三) 有效的医疗风险分担机制

医疗行业一直是一个高风险的行业,医疗伤害的发生是必然的,因此,医疗风险分担机制的建立,为医生创造了一个尽可能和谐和宽松的执业环境。通常,医师责任保险是一种较为常用且有效的医疗风险的分担机制。在西方国家,医师责任保险也被称为专家责任保险(Professional Liability Insurance)或医疗过失责任保险(Medical Malpractice Insurance),是指医师(被保险人)在执行医师业务过程中,因错误(Errors)或过失行为(Negligent Acts)或业务错失(Malpractice)或疏漏(Omission)而违反了医师在业务上应尽的责任,直接导致了病人受伤或死亡,依据法律应由医师(被保险人)负担赔偿责任时,只要在保险期内提出赔偿申请时,承保该业务的保险公司对医师(被保险人)担负赔偿的责任。根据德国法律,凡在德国执业的医师都必须参与医疗事故保险和医师责任保险。在美国,医疗责任保险已有上百年的历史。在科罗达多、佛罗里达等州,医疗责任保险属于法定的强制责任保险。在密苏里、加利福尼亚等州,医疗责任保险是医院取得执照时重要的评价因素。一般情况下,每位医生约用1/3的收入都用于购买医疗责任保险,而一旦有医疗事故或差错出现,赔偿的责任就落在了保险公司身上,全权处理医疗纠纷。如果医师赔付额总是居高不下,要么该保险公司不再承保该医师,要么该医师所缴纳的保费就会随之上涨,一定程度上,这也是对医生医疗质量的督促。

(四) 健全的医疗纠纷处理机制

伴随着医疗行为的发生,医疗纠纷是不可避免的。各国根据自身的政治、经济、文化等因素,建立了相对较为完善的医疗纠纷处理机制。

1. 美国

由于美国对医疗责任保险有明确的规定,因此如果发生了医疗事故,按照规定,病人及其家属不得直接与医生或医院进行交涉,必须到法院对其提出控告。而医生作为被告,并不能直接出庭,而是由他的保险公司出面与控方进行交涉,一旦法庭判决败诉,由保险公司给予控方相应赔偿。2003 年,美国众议院通过了一项关于限制医疗过失损害赔偿金的法案,该法案规定,一般医疗过失损害的赔偿金额限度为 25 万美元以下。

在美国,除了患者及其家属到法庭进行诉讼以外,许多地方还采取庭外仲裁调解的方式解决纠纷。一般由退休的法官和律师组成负责医疗仲裁的委员会,他们会帮助患者、医生和医院寻找解决纠纷的办法。在美国,医疗仲裁的结果具有法律效力,已经成为美国解决医疗过失损害案件的重要解决途径之一。

值得重视的是,美国医学界处理医疗事故的方式一般都是内部处理,并不会张扬。而媒体也不会轻易炒作医疗事故。另外,在美国如果医生因为诊断或技术操作的失误而造成了医疗事故,一般都会记录在医院的黑名单中,会影响医生的终身职业荣誉。

2. 日本

日本政府为构建和谐的医患关系,采取了三项主要措施:

(1) 建立医疗评估机构,监督卫生服务质量。医患关系建立的核心是患者对医生的信任,只有患者相信医生,才能在治疗过程中积极配合医生,遵从医嘱;同时,患者的信任也有利于医生对病情的诊断和治疗。故在 1995 年,由厚生省、日本医院协会、日本医生协会和健康保健联合会共同成立了一个专业的医疗评估机构,对医院的服务质量进行监督管理,保障患者享有优质的卫生服务。

(2) 建立全国医疗事故数据库。医疗事故发生既然是不可避免的,那么为了让人们在失败中吸取教训、总结经验,以减少类似事故的发生,日本厚生省建立了全国医疗事故数据库,并成立由律师、医生、民间组织代表共同组成的医疗事故信息研究会。研究会最终目的是将医疗事故的个案转化为社会财富,通过数据库对全国医疗事故有一个较为准确的把握,查明事故的原因,研究预防事故的措施,提醒医务人员在日常工作中加强责任心,对容易发生事故的环节多加注意,避免类似事故的重复发生。研究会还负责应对重大医疗事故。

(3) 医疗事故处理有章可循。一旦发生医疗事故以后,医院应当向有关部门报告,由有关部门出面向病人及其家属作出解释。鉴定属于院方过失或错误的,医院要及时真诚地道歉,并在经济上予以相应的补偿。如果双方有争议,可以通过向法院提出诉讼方式来处理。严重的医疗事故甚至可以提起刑事诉讼,同时日本厚生省认证的委员可以对医生进行调查，取消或暂停医生的职业资格。而日本医师协会作为一个行业自治的组织，由 47 个都道府县医师会和 1 个全国性的医师会组成。通常医师会都会以团体形式与保险公司签订医疗责任保险合同，对已参保的会员医师负有医疗过失赔偿责任。而 47 个都道府县医师会一般还会提供一个补充的责任保险。

3. 英国

英国的医疗纠纷处理方式是一种患者三级投诉为主、法院裁决为辅的方式。一级投诉即患者直接向医疗机构投诉，此时医疗机构可以要求责任人给予患者口头答复和解释，或者下令深入调查，或者进行调解等处理方式。如果患者不满意，可以进行二级投诉，即申请对投诉内容进行独立审查。该投诉一般由医疗机构或医疗主管部门牵头，与独立非医学专业人士协商后决定是否需要进性独立审查。如果没有必要，则将该投诉退回原医疗机构，责令其解决。如果有必要，则成立 3 人小组对投诉进行独立审查。如果患者对投诉处理的结果还不满意，可以进行三级投诉，向医疗巡视官进行投诉。医疗巡视官独立于政府和医疗机构，依法对投诉最后的判决。值得注意的是，三级投诉不涉及医疗事故的赔偿问题。

如果患者想对医疗事故进行经济索赔，只有通过向法院提出诉讼的途径。在患者由于医疗过程中发生人身伤害而提出索赔的要求时，法院不能根据对患者的同情来裁决，必须根据相关法律和有效证据来裁决医生是否有过失行为。按规定，由患方提供举证，医生也可以用证据撇换推定，即已经被证实或可以直接推断出所质控的伤害是由医生过失造成的。

英国还有一套为了保护医生权利而实施的方案，即医生享有终止与患者诊疗关系的权利。如果患者对医生诉诸暴力时，医生可以立即终止向该患者提供医疗服务。如果患者仅仅是投诉的话，医生不能终止向患者提供的医疗服务。

（五）规范医院管理，注重医患沟通交流

对医院进行科学、严格的管理，不仅对确保病人安全、提高医疗服务质量有重要意义，而且对建立和谐的医患关系而言也是不可或缺的。在日本，医院主要分为临床、医技和管理三大部门。精简的内部体制，利于形成"以病人为中心，以病人看病作业为流程主线"的运行机制，不仅效率高，而且方便病人就医。

古代医学之父希波克拉底曾经说过，医生有三样法宝，他们是语言、药物和手术刀。医生的言语就如同他手中的手术刀一样，用得好可以救人，相反也可以伤人。患者因为身患疾病而到医院就诊，心理通常较为脆弱和敏感，由于其缺乏一定的医学知识，因而在面对的具有专业医学知识和丰富诊疗经验的医学专家面前，信息不对称使得患者容易感觉自己处于弱势地位，渴望得到医生的支持和鼓励。

18 世纪,美国就已实施"知情同意"原则,即在医疗过程中,医生需要告诉病人在诊治过程中发现的问题,针对病情选择的相应治疗措施,与此同时向病人介绍病情,提出对于治疗方案的建议与意见,并且确认病人对自身病情真实的了解程度和对实施的医疗方案的认可程度。而在当今的美国,作为医生重要临床技能之一的医患沟通成为了医学生必须学习的课程。除此之外,美国还专门建立了病人交流中心(patient centered communication,PCC),旨在帮助医生为患者提供有针对性的医疗服务。在英国,一般医院都会配备社会工作者(social worker)专门从事医患沟通的工作。他们具有丰富的专业医疗经验和优秀的沟通技巧,他们会跟随上级医生一起查房,当病人对医疗过程不理解或产生疑惑时,社会工作者就会立即和他沟通交流或者通知其相关的亲属进行解释。另外,医学教育制度的精英化和社会较高的法制化程度为医患关系的良性发展提供了一定的保障。

第三节　国外医患关系的问题与发展

纵观国外的医患关系,它与医疗保障制度的关系密不可分。

对国家卫生服务保障制度而言,在该制度下,政府以收税的方式来筹集资金,然后通过政府财政预算拨款以及专项基金的形式,为医疗提供资金,以支持医疗机构为国民提供免费或低收费的卫生保健服务,如疾病诊治、预防保健和护理康复等。由于政府是该制度的直接组织者,因而不存在第三方支付,政府直接作为"保方"在医患关系中过度承担各主体方的责任。而由于该制度的效率较低,其主要医患关系的矛盾主要体现为部分病人长期得不到及时的医疗照顾。因此,在该制度下如何加强医生的医疗费用一事、提高医疗机构的诊疗效率、减少病人在医院的候诊时间成为了主要的问题。

对社会医疗保险型保障制度而言,由于保险方的介入,公民(被保险人)的医疗意识显著提升,容易对医生的技术操作、诊疗行为等方面产生一定的疑虑,加上医生价值取向随市场经济条件而变化,都会加剧医患关系的紧张程度。因此,政府的宏观调控和适当的医患沟通交流是该制度下重要的缓解医患关系的手段。

对于商业保险型保障制度而言,由于医患服务的信息不对称,加上第三方付费的介入,容易造成卫生资源的不合理使用甚至浪费,使得低收入或者无收入者难以享受医疗保障,造成医患关系的不和谐。因而,加以社会保险的辅助,专业机构或组织的监督,对该模式有一定的帮助作用。

对于储蓄保障型制度,虽然被视作世界上最为完善的医疗保障制度之一,由于只有在政府规定的公立医院看病才能享有津贴,因而造成公立医院业务繁忙,整个等候过程从挂号到见到医生,历时可能三四个小时。因此,该制度仍需要改革。

综上所述，影响医患关系的因素众多，除了制定相应的法律、法规来规范医生和医疗机构的诊疗行为、维护患者权益、监督医疗治疗、分担医疗风险、完善医疗保障体制外，仍需要结合国情，量身定制相应的政策措施。

第二章 中国医患关系现状与发展

维护医患这对利益共同体的良好关系,需要医患双方的共同努力。从某种意义上说,相互尊重、相互配合、相互依存正是医患关系的最基本特点。

第一节 国内医院医患关系的现状

在中国上下五千年的历史中,医生往往处于一个绝对的领导地位,患者相对缺乏自主性,医患关系完全是一种医生主导—患者被动的模式。但随着社会经济迅速发展,人民群众在知识水平不断提高的同时,渴望拥有更多隐私权、知情权、选择权以及自我保护的意识也不断增强,这就使得当今的医患关系呈现出许多新的发展趋向,传统的医患关系模式逐渐显露出自身的弊端,医患矛盾问题应运而生。

一、我国医患关系管理的历史演变

我国医患关系现状的成因,大致上可分为四个发展阶段。

(一) 古代医患关系管理的萌芽阶段

我国古代存在着两种医生群体,一类被称为"官医",享受政府俸禄,它的出现完全是为了替统治阶级少数人提供服务,特点是"医"完全为"患"服务,并受"患"统治和管理;另一类即传统的"民间医生",他们的服务对象大多属于比较封闭的熟人关系圈,医生和患者之间属于直接或者间接的亲戚、朋友、邻里关系,特点是医患关系的管理主要受"医乃仁术"、"誉满杏林"的核心思想、自身道德观念以及乡规民约来约束调整,缺乏对自由行医的管理。

(二) 近代医患关系管理的过渡阶段

14—16世纪,近代西医医技理论与思想随着文艺复兴运动传入了中国,打破了我国古代原有医患关系的平衡。西医逐渐取代中医占据医疗体系的中心位置,就医对象以及就医场所的改变标志着我国医患关系从以中医为主的传统医患关系转向以西医为主的现代医患关系发展的过渡。

(三) 现代医患关系管理的变革阶段

从新中国成立到20世纪70年代初,中国现代医患关系相对平稳发展。当时人民群众享受的是基本公费医疗,虽然医疗服务水平不高,但由于尚无利益的诱导,使得我国的医患关系保持着相对和谐的状态。而到了70年代至90年代,随着改革开放和市场经济改革,医患关系出现了技术化倾向,医院受利益的驱使,致使医患之间呈现利益冲突关系,医患关系管理就此走上了简单式管理的路程。

（四）医患关系的专门化管理阶段

20世纪90年代中后期,我国医院出现了专门针对"医"与"患"的投诉管理办法,这是医患关系博弈的结果。但由于这种投诉式管理尚处于医患关系专门化管理的初级阶段,其不足之处显而易见。进入21世纪之后,医患矛盾更加突出,各类恶性医疗纠纷事件不断见诸媒体。医院管理者尝试用医患关系标准化管理的方式来解决这一长期困扰我们的难题。基于国家颁布的医院管理的相关法律、法规,标准化管理模式要求医务人员遵守规章制度,规范服务流程,从而达到有序地化解医患纠纷,使得医患关系管理工作更加标准化、系统化的目的。

二、我国医院医患关系现状

近年来,国内恶性医疗纠纷事件有不断上升的趋势,甚至愈演愈烈,是目前造成医患关系紧张的最主要原因之一,与此同时,医患之间信任度下降到了前所未有的程度。仅2013年10月17日到25日短短一周时间内,全国各地接连发生5起医疗纠纷恶性事件,其中一起甚至造成一名耳鼻咽喉科主任医师因抢救无效死亡,医患关系紧张已成为影响正常医疗服务的突出问题。根据目前的相关研究及文献资料分析,医院医患关系主要表现为以下几个方面的特征。

（一）医疗投诉与纠纷发生比例明显上升

据中国消费者协会资料统计,消费者对医疗纠纷的投诉从1994年的6286件增长至1998年的18088件。从2002年开始实施《医疗事故处理条例》至今,上海"群访、闹访和冲击医疗机构的事件共有110起之多"。为进一步了解医院中医疗纠纷和侵权事件的发生情况,中华医院管理学会于2001年对全国326所医院进行了调查,结果显示:医疗纠纷发生率高达98.4%。目前医疗纠纷仍有增无减,呈逐年上升趋势,赔偿金额也越来越大,表现形式多样化,矛盾冲突不断加剧。这是由于患者的维权意识提高所致,具体原因将在下文进行分析。

（二）医患纠纷随着医院等级升高而数量增多

中华医院管理学会于2000年和2005年两次对全国医院医疗纠纷发生情况的调查数据显示,三级医院医疗纠纷发生率远高于二级医院和一级医院。另一项针对上海某区21家医院在2007年至2009年间医疗纠纷分布情况研究也表明,在196个医疗纠纷案例中,发生在一级医疗机构6例(占3.06%),发生在二级医疗机构81例(占41.33%),发生在三级医疗机构91例(占46.43%),医疗纠纷主要集中在二三级医疗机构中。同时,研究还表明,医护人员对医患关系和谐程度评分普遍不高,高级别医院医护人员对医患关系的评分更低于低级别医院。

(三) 非技术性纠纷急剧上升,临床技术性纠纷相对减少

随着公费医疗的逐步改革,医疗费用的多少越来越受到人们的关注。在 2007 年进行的《关于经济因素对医患关系影响的调查表》问卷调查中,有 46.1％的调查对象经常抱怨医疗收费太高,40.3％的抱怨医疗收费太高,两项总计达 86.4％,也就是说,绝大部分公众都抱怨医疗费用过高。医疗费用的大幅度增长一方面是由于在"举证责任倒置"的压力下,医生往往实施过度医疗来为了自我保护,如对患者进行反复检验、拍片,大量使用高档药物,一遇到疑难或风险较大的病例就申请专家会诊等等,使得临床技术性纠纷相对减少;另一方面,部分医生仍有收受"红包"、开大处方、乱收费、药品回扣等不良现象,加重了患者的医药负担,因此,非技术性纠纷中与医疗费用相关的经济纠纷有逐年上升的趋势。

(四) 在解决途径方面,医闹等恶性事件相对增多,走正常程序的相对减少

据国家卫生计生委统计资料显示,2006 年全国医疗暴力事件共发生 10248 件,至 2010 年陡增至 17243 件。中国医师协会在北京、山东、湖南等地 350 所医院的调研结果显示,2004 年至 2006 年间,全国"医闹"行为的发生率为 89.58％、93.75％和 97.72％,平均每所医院遭遇"医闹"的次数:2004 年为 10.48 次,2005 年增至 15.06 次,2006 年为 15.31 次。越来越多的患者选择医闹,甚至成立了专门的组织以谋取暴利,而通过医疗事故鉴定、诉讼等法律途径解决医患纠纷的越来越少。"医闹"风波愈演愈烈,不仅严重干扰了医务人员进行诊疗活动,还影响了其他群众的正常就医。分析其原因有以下三点:第一,新医疗事故处理条例及其配套文件出台,再加上医疗纠纷诉讼举证责任重新分配,虽然使患者对医疗事故鉴定及诉讼公正性的信任感有所增加,但宣传政策的力度还远远不够;第二,有关部门对扰乱医疗机构秩序的恶性事件的打击与处理力度不强、不严,滋长了患者对医疗纠纷处理的不理智甚至部分不法分子的违法行为;第三,一些媒体对医疗纠纷事件报道措辞经常使用"骇人听闻"、"医生杀手"等情感倾向较强的贬义词语,报道各类医疗纠纷的频率和数量明显增多。

(五) 医院选择"私了"比例上升,索赔金额持续走高

由于医疗机构是医患纠纷的主要发生场所,因此也成了医疗纠纷处理的"第一战线"。患者受传统思想的影响,在与医疗机构发生纠纷时,常常习惯于直接上门"讨说法",而医院则为了避免麻烦,本着"大事化小,小事化了"、"赔钱了事"的原则,特别是大型高级医院,为防止医院形象受损,往往选择"私了"方式解决。这一做法非但没有真正解决医患之间的矛盾,反而形成了一种不良的"模范效应",引起其他医疗机构纷纷仿效,赔偿金额亦根据患者的强硬态度和行为而决定,使社会上

形成一种"会闹的孩子有糖吃"的不良风气。有时,患者提出索赔的金额已经从几千,上升到几万,几十万,甚至百万元,与实际发生的赔偿额相去甚远,导致医疗纠纷的赔偿总金额要远远高于医疗事故赔偿总金额。

第二节 国内医院医患关系的问题

目前,从总体上来看,国内医患关系现状是基本和谐中存在着局部的不和谐,和谐是主流,不和谐是支流。虽然有不在少数的群众对医疗服务不满意,但大部分是由于综合因素所造成的,而并不单纯是医患关系紧张的缘故。因此,研究隐藏在医患关系紧张背后的问题时,不能仅从单方面、单因素分析,它的成因复杂,影响因素千变万化,既有体制、机制上的问题也有思想观念方面的问题,既有内部原因又不乏外部影响因素,需结合实际情况进行综合分析、慎重判断。本节拟从患者、医者、社会三个角度对国内医患关系主要问题进行探索,并分析其主要发生原因。

一、医者方面的问题

在医患关系中,毫无疑问医生是处于一个相对强势的地位,原因不仅在于信息不对称,更为重要的是,所有的医疗风险和不良后果都将由患者自身来承担,这就导致了大多数患者没有能力也没有胆量对医生的决定产生质疑。而一旦发生问题,患者却恰恰要承受这种由非自主选择所带来的不良后果,这就难免为不和谐医患关系的产生埋下隐患。从中我们不难发现,在医患问题中,医生方面的原因是至关重要的。西方国家大量的研究也表明:医生的主观感受在构建和谐医患关系中占据着极为重要的地位,而医生的内在品质和外在素质则是构成医患关系的基础。而医生方面的问题主要有以下两点。

(一)医务人员服务态度差,部分职业道德低下

中华医院管理学会在关于全国 326 所医院的医疗纠纷情况的调查中发现,在造成医患关系紧张原因中选择"由于医务人员服务态度不好,引发纠纷"的有 49.5%,占据将近一半的比例。医务人员服务态度不好的原因,一方面是由于医务人员本身的服务意识和人文素养不够;另一方面则是医生工作环境不够理想。据估计,大型医院每个医生单日门诊接待量都要超过几十,有的甚至达到几百,在这种长期超负荷运转的情况下,医生也是人,再要求他们更多的人文关怀和亲情服务明显不切实际,甚至有些苛责。

同时,在市场经济大环境的影响下,使得相当一部分医务工作者的价值取向发生了偏差。他们服务意识淡漠,道德品质败坏,法律意识低下,为了追求个人经济利益,不惜损害患者权益,有时甚至造成难以挽回的后果。收受"红包"、开大处方、

乱收费、过度医疗、拿药品和器械销售回扣等不良现象屡禁不止，严重地影响了医务人员的整体形象，导致患者产生怨怼与不满。这是引起我国医患关系紧张最常见、最普遍的原因。

（二）过分依赖仪器治疗，忽视与病患之间的沟通

随着科技的不断发展，大量现代化高端诊疗设备被应用于临床，极大地方便了医生的诊断与治疗，但同时也带来了许多问题。例如，很多医生过度依赖各种仪器，忽视了与病人正常的沟通交流，无意中将病人"物化"。缺少了必要的沟通，患者就无法了解医生的治疗方法和意图，容易造成误解和对立的情绪，降低了患者对医生的理解与信任。而且患者在接受治疗时或多或少总存在着一定的紧张和恐惧心理，需要医生以爱心、责任心、同情心给予细心的指导和关怀，在解决患者躯体疾病的同时，亦要满足患者的心理需求。据一项关于医患关系认知的调查结果显示，85.3%的医生认为医患关系紧张原因在于沟通太少，58.5%的病人认为缺少沟通（医生看病时间太短等）。但长期以来，很多医生想当然的把自己与患者定位为从属关系，认为医生才是主体，患者及家属医学常识缺乏，即使向他们解释也无法理解，导致沟通不充分，解释不到位，对知情告知环节重视不够。一旦发生疗效不佳时，事后的解释就难以取得患者及其家属谅解，容易造成纠纷。因此，促进医患有效沟通是消除或缓解医患纠纷的最佳途径之一。

二、患者方面的问题

著名的医史学家西格里斯曾经说过："每一个医学行动始终涉及两类当事人：医生和病人，或者更广泛地说，医学的社会无非是医生和病人这两类人之间多方面的关系。"因此，当今医患关系之间的矛盾不应全归咎于医院和医生，患者本身也有很大一部分因素。

（一）患者医疗知识不足，对治疗结果期望值过高

医疗过程是一个高风险的过程，就医行为并不等同于商业行为。但在我国，患者的医疗知识水平相对较低，医疗消费观念陈旧，在医疗服务特殊性的认知上存在偏差。他们往往将医患关系简单看作是"买卖关系"，认为既然花费了大量时间与金钱，就该与普通消费一样得到预期的结果，一旦事与愿违，有些患者和家属就会产生难以接受的现象。事实上，患者期盼包治百病与现实的医疗水平有着巨大的矛盾，目前很多疾病仍处于探索阶段，通过现有的医学手段无法治愈，再加之同样的疾病可能因为病人个体差异性而存在疗效不佳甚至无效的情况。况且对于一些疑难杂症，高新技术的应用本身就有其不确定性。国内外调查结果一致承认医疗确诊率只有70%左右，各种急重症抢救成功率控制在70%～80%左右，相当一部分疾病原因不明、诊断困难,意味着客观存在较高的误诊率、漏诊率,甚至治疗无望。此外,一些患者文化水平低下,对医院管理制度或医务人员的诊治过程等缺乏一定了解,以习惯性的思维就诊,凭想象或主观意愿而认为自己的病情应该这样,一旦与医生的诊治方案发生冲突就无理取闹,引发医患矛盾和纠纷。因此,患者对医学知识的缺乏、自身病情的不理性认识以及对治疗结局的过高期望都有可能导致不和谐的医患关系的产生。

(二)医疗需求水平不断提高,法律意识和自我保护意识逐渐增强

随着疾病谱与"生物—心理—社会"医学模式的转变,人们的健康意识逐渐加强,质量意识不断提高,医疗需求也从简单的生理需要上升到更高层次的自我实现水平,需求范围逐步拓宽。同时,患者的角色开始从"求医者"向"医疗消费者"转变,即淡化了医疗行业的"特殊性",就医时不仅要求享受优质的医疗服务,更注重保护个人的隐私、尊严和自主权,费用意识渐浓厚,支配心理日趋明显,不再满足于医生主动—患者被动型的传统医患关系模式。加上患者法律知意识的进一步提高,维权活动形式多样,以前一般不会产生的纠纷,现在却易形成纠纷。有调查显示,医疗投诉在 3 年时间里增长接近 10 倍,说明患者对医疗机构及其医务人员提供的医疗服务要求越来越高,有时甚至达到苛刻的程度。

三、社会方面的问题

(一)医疗资源匮乏且分配不均衡,医疗保障制度不够完善,医疗费用过重

我国现代医疗事业起步较晚,当前的经济发展水平也不如很多发达国家,导致我国当前的医疗资源总体严重不足,占全球人口 22% 的中国,医疗资源仅为全球的 2%,同时医疗资源分布不均,80% 在城市,20% 在农村,并且医疗资源过分向大医院集中,为群众提供基本医疗服务的基层医疗机构发展缓慢。至今,我国尚未完整建立一个系统、科学的医疗保障体系,医患矛盾之间缺少有效的缓冲地带和风险消化机制,致使医患关系常常处于紧张状况。缺医少药、看病难、看病贵等问题在我国不同地区和不同人群中仍普遍存在,这些始终是制约医患关系改善的"瓶颈";另一方面,医药费用增长过快,2011 年卫生总费用达 24269 亿元,群众就医负担加重,个人卫生支出比重要占到 34.9%,比 2010 年降低了 0.4%,虽有改善,仍不足以改变总体趋势,因而容易使者在医疗过程中转化为对医生诊治的不满,引发医疗纠纷。

(二)媒体片面的报道和错误的引导

长期以来,人们对一些医学常识、常见病的处理和医学研究现状的认识相对缺乏,对医疗工作高风险和局限性的特殊之处也不甚理解,而社会各界、媒体对该方

面的知识普及作用也十分有限。况且,大众总是习惯性地将患者视作弱势群体,从同情弱者的角度出发,将医方推到舆论的风口浪尖。与此同时,因涉及面广,受众面多,炒作产生的政治风险最小的特点也使医疗问题成为媒体报道的首选对象。一些媒体甚至为了自身经济利益误导、歪曲人们对某些医疗过程的认识,在面对医患关系纠纷的时候,更不能站在一个公正的角度对事情真相进行客观报道。有时,媒体还片面把医患关系等同于为简单行为关系,过分强调患方的弱势群体地位,将部分医生的"收红包""拿回扣"个别现象渲染成"行业常规",对医患冲突直接起着推波助澜作用。

（三）人文关怀精神淡化,伦理规范培养缺乏

由于市场化经济利益驱动,使得当今的医学界人文精神严重缺乏,我们曾经所继承和倡导的"医乃仁术",希波克拉底精神、白求恩精神正逐渐沦落,个人功利主义不断增强。即使医生们的医疗技术不断提高,医治水平不断增强,但那颗全心全意为病人服务的心在不断衰退。有些医生往往只重视医疗活动中病情的发生、发展、变化和药物、手术手段,没有把尊重人、关心人、方便人、服务人贯穿于整个医疗服务的过程当中来,更谈不上为患者提供精神、感情和文化的服务。

第三节　国内医院医患关系改善的发展建议

一、加强医德医风建设,提高医生服务意识

"医乃仁术",凡是为医者必须讲求医德,医生的行医行为其本质上就是医德的具体体现。若行为高尚,则医德高尚,医患关系良好;若行为不良,则医德不良,医患关系恶化。因此,加强医生的医德建设,提高其人文关怀意识,是缓和当今医患矛盾的重要举措。这就要求我们医务人员不仅要有高超的医术,更要有良好的价值观和服务社会的理念,从点滴做起,切实坚持"以患者为中心",学会换位思考,以仁者之心,对生命的敬畏之爱,不断拉近与患者的距离,加强沟通,增进互信,一切为患者着想。但同时,医德建设又是一个持续的、长期的、缓慢的过程,它需要一个漫长的"知信行"过程,方能真正体现出它的成效。所以,医德建设需从大专院校开始,除了设立一些人文课程,并使其融入到整个基础、临床的教学过程当中,还要在实践中加深医学人文教育,让职业道德规范教育贯穿医学生的整个医学教育过程,这样才能让"医德"两字真正铭刻在医者的心中。

二、做好医患沟通,尊重患者隐私权、知情权和选择权

特鲁多医生曾经说过:"有时,去治愈;常常,去帮助;总是,去安慰。"这句名言

准确描述了医生的职责不仅仅是治疗患者身体上的疾患，更重要的是，加强与患者之间的沟通交流，这样既可以提高病人对医务人员的信任和理解，又可以最大限度的取得患者的积极配合，使得病人最终能得到最好的治疗，有效地避免了医疗纠纷的出现。在具体操作方面我们可以将人性化的服务落实到提供医疗服务工作的各个环节中，例如，保证一人一诊室，确保患者看病的隐私性；充分尊重患者的权利，主动履行告知义务，完善各项知情同意书，使得医患沟通文字化、痕迹化；对于不同的诊疗方案，医生应详述各个方案的利弊，在合理的范围内由患者自主选择；制定合理的制度和卫生区域规划，使医生的日门诊量控制在 10～15 人，减轻医生的工作负担，以便医生有更多的时间和精力与患者交流；加强医生沟通能力的学习与培训，避免因言语不当引起的医患矛盾，等等。

三、普及正确的医学常识与理念，提升人群医学素养

如今，各类养生书籍和养生节目十分流行，它们常常以"不用看医生，不用进医院"为卖点，吸引着广大群众的眼球，但实际上里面介绍的只是一些养生常识，有些甚至还会误导人们，延误病人的最佳就医时机。因此，从这些"快餐式"文化中并不能真正有效提高我们的健康素养。而根据中国科协 2010 年第八次中国公民科学素养调查结果显示，我国具备基本科学素养的公民比例仅为 3.27%，相当于日本、加拿大和欧盟等发达国家或地区 20 世纪 80 年代末、90 年代初的水平。由此推断，具备医学素养的人群更是远远小于 3.27% 这一比例，因此，向普通群众普及医学常识已经刻不容缓、迫在眉睫，并且要从娃娃抓起，从小提高医学人文素养。在方式方法上，我们可以利用现代传媒技术，例如电视、广播、网络等多渠道、广范围宣传，还可与社区卫生服务中心、街道居委会、学校、企事业单位等机构通力协作，建立专门的医学科普培训基地，并开设相关医学专业常识培训班及讲座，提升群众对医疗工作的理解与支持，从而营造出和谐的医患关系氛围。

四、完善医院制度和操作规程建设，实行规范化管理

完善医院制度建设，规范医疗操作流程是现代化医院管理的重要手段，同时，也是改善医患关系的最有效措施之一。法约尔在一般管理理论中指出，管理拥有"计划、组织、指挥、协调、控制"五大职能，因此，要实现医院标准化、流程化、规范化的管理是一项复杂而系统化的工程，需要医院各个部门通力协作，落实各个环节的工作与任务，确保医院所有人员切实遵守各项医院的规章制度和流程。举个例子来说，我们在加强临床医、技、护人员的制度管理的同时，也不能忽视对行政后勤人员的管理；对于一些教学医院，除了加强在职员工的制度管理，还必须加强对研究生、进修生、实习生等的管理。因为患者是不会管这些不同类型人员在医院里所处

的位置或代表的身份是否不同,对他们来说,这些人的身份仅代表"医生"两个字,一旦这些人员的言行与患者发生误会或是冲撞,就容易直接定性为"医患纠纷",从而使得医患关系雪上加霜。

五、加大政府医疗资源投入,科学推进医疗事业改革

(一)扩大政府在医疗资源方面的财政投入比例

为了确保医疗卫生事业"社会公益性和福利性"的特征,要求政府在医疗资源方面给予足够的财政投入,这不仅是政府行使权力的方向,更是政府保障和增进公共利益的基本职责所在。在参考西方发达国家投入医疗事业的比例的基础上,我国应根据自身经济快速增长、财政收入大幅提高的当前国情,可以考虑将政府投入增加到占整个社会医疗卫生支出的 34%,以后再逐年增加,最终达到甚至于超出同样发展水平的资本主义国家的平均值。投入资金可以分成两部分:"一部分应该与单位和个人投入那部分一起,确保包括农民在内的居民基本医疗服务;另一部分则应该投入于公共卫生、初级保健以及一些负有教学科研任务的公益性非营利医院。超过基本医疗部分的则由市场提供,但要按市场规律管理好这一市场。"

(二)逐步有序地推进医疗事业改革

在社会医疗制度改革方面,我国近几年已经在极力改善,连续几轮的医改中,我们可以看到中央的坚定决心以及大力支持。2013 年 2 月 20 日,国务院办公厅正式印发《关于巩固完善基本药物制度和基层运行新机制的意见》,《意见》在保持基层医改政策的连续性稳定性的基础上,从基本药物采购配送、基本药物使用监管、多渠道补偿机制等七个方面,对基层医改中出现的一些新情况新问题提出了相应的政策措施,从而实现了基本药物制度全覆盖,医疗资源的分配也正努力向合理化迈进。除此之外,还有以下几点改进意见可供参考:

1. 加强基层医疗机构建设,防止医疗资源过分向大医院集中

大、中型医院的快速扩张,使本就不均衡的卫生资源配置更加不合理,直接导致医疗资源在层次布局上向高端服务集中、向高购买力的地区集中,医疗服务的可及性大为降低。而大力发展为群众提供基本医疗服务的社区医疗,可用避免增加患者的经济负担,降低医疗费用,从而改善医患关系。因此,我们必须积极引导群众养成"小病在社区、首诊在社区,由社区医院向区域医疗中心、专科医院或急重症医院转诊,到康复阶段后再转回社区医院"的就医习惯。

2. 加快社会资金进入医疗服务领域,促进多渠道办医的局面形成

目前我国私营、中外合资合作、股份制等医院数量约占全国医院总数的 10%,为 1500 多家,数量偏少,难以满足大众多层次、多样化的医疗保健需求。这就需要

国家开放公立医院筹资或改制渠道,鼓励、吸引社会资本进入医疗服务领域。例如,可将慈善捐赠、相关基金等弥补政府投资的不足,资助重大疾病研究和特殊人群医疗等。总之,放宽社会资金举办医疗机构的准入范围,鼓励和支持社会资金举办各类医院,是基于我国国情的现实选择。

3. 加强医疗服务监管,防止损害群众利益的问题发生

医疗服务监管可以有效确保医保制度的健康运行,使医疗资源真正"用之于民",从而缓解"看病难,看病贵"等一系列问题。目前我们需进一步加强医保实时监控系统的全面建成,保证医疗服务过程全程"透明化",同时落实相关监督管理办法的实行,规范就医诊疗行为。

六、完善相关医事法律法规,健全国民医疗保障体系

(一) 修订专门的实体法——《医事法》,规范医疗服务过程

目前我国有关医疗卫生保健的法律体制尚不完善,尤其是针对规范医患关系方面的法律、法规以及规定仅有屈指可数的几部,且在实际应用中仍存在一些问题。例如,《医疗事故处理条例》仅在原则上规定了当发生医疗事故的赔偿等争议时,医患双方可以通过三种解决途径:协商、向卫生行政部门提出调解申请或者直接向人民法院提起民事诉讼。但在具体应用时,"一方面,因为缺少必要的法规制约,协商已演绎成法外'私了',并得到社会广泛认可;另一方面,因为没有相应的法律程序来保障,往往医患双方在协商之后,患者仍会去法院提起诉讼,造成纠纷久拖不决"。不少医疗纠纷还以《消费者权益保护法》为法律依据,往往忽略了医疗行为的特殊性、复杂性、高风险性。这也是导致医患关系恶化的一个重要原因。同时,法律的保障应该是双方面的,不仅要维护患者的权益,也要保护医生的权利:对于患者,需要简化维权的手续和费用,各级部门的处理流程需要公开透明化;对于医务工作者,需要大力打击和严惩职业"医闹",保证医疗服务过程能安全、顺利地进行。因此,政府相关部门应该制定专门的实体法——《医事法》,来规范医疗服务行为,保护医患双方的合法权益。在法律中必须明确规定医患关系的法律性质,医患双方当事人在医疗服务过程中的权利义务关系,医疗行为免责条款,等等。法条的内容要简洁明了,具有很强的可操作性,确保在执法过程中有法可依。

(二) 建立覆盖整个医疗服务行业的医疗风险分担机制

我国可以"借鉴国外的成功经验和国内如交通、运输、航空等高风险行业的做法,建立强制性医疗风险保险机制,一方面医院应当为医务人员办理职业风险保险;另一方面患者在诊疗活动中付出少量保险费用,以达到积少成多,众人帮一人抗拒风险的目的"。有了医疗风险保险的保障,一旦发生了医疗纠纷,患者及其家

属不会直接找医院、找医生个人,他们只需要请律师与法院和保险公司交涉即可。这就有效地避免了医患双方冲突的产生。医院和医生也可以全身心地投入到对疾病的研究和治疗中去。同时,"医疗质量和收费与医疗保险公司的利益密切相关,保险公司会雇佣专业人士对医疗卫生行为中的质量问题和收费问题进行有效的监管"。

(三) 引入第三方专业机构,对医疗纠纷进行受理、调解以及处理

当医患之间的矛盾无法通过协商解决时,可以考虑引入一个专门处理医患纠纷的卫生行政部门或者中介机构转移矛盾。这个第三方机构需制定并且执行一系列完善统一的医疗纠纷处理规范,同时由掌握一定专业知识的卫生技术人员提供专业、公正的医疗事故鉴定,从而使医院和患者减少因直接接触所产生的冲突,可一定程度上避免医闹事件的发生,同时也不会过多耽误医患双方的时间精力,影响两者的正常生活和工作。目前我国在北京、上海、吉林等城市已试点成立了第三方调解机构,并尝试向全国推广。该机构主要负责医疗纠纷调解与医疗责任保险理赔,使得很多医疗纠纷上升到更高层面前就得以解决,减少了不必要的资源浪费,也为解决医患矛盾提供了一种新方式。

七、加强正面典型报道,正确引导舆论导向

媒体在医患关系中往往能起到放大作用。因此媒体在针对一些医疗纠纷事件报道前应深入调查,而不是为寻求卖点炒作就主观臆断、片面报道、夸大事实、误导群众,这只能使医患双方矛盾加剧。作为一个合格的媒体,必须客观公正地将事实传达给人民大众:对危害人民健康和利益的医疗行为严厉抨击,并督促政府加以严惩,以达到警示和根绝的作用;对医德高尚、医风正派的老专家、全心全意为人民服务的医护模范等正面典型亦要大力宣传报道,从而促进和谐、互爱、互尊的人文精神在社会上的传播。同时,医院及医务人员应该重视与媒体的沟通,通过媒体把专业的、正确的医学知识和科学理念传播给大众,变被动的危机公关为主动的积极应对,这些需要我们社会各界与医疗行业的共同努力。

八、提升医患双方人文素养,推进精神文明建设

随着生物医学模式向生物—心理—社会医学模式的转变,对于医生的要求有了相当大的提高,医生不仅需要关注患者的治疗,而且必须通过生物的、心理的、社会的途径去关心和帮助患者。因此,在医学教育过程中加入人文关怀教育是非常有必要而且证明是行之有效的。但人文精神的缺失是一种普遍的社会现实,医生人群只是其中很小的一部分,显然单单从医生角度入手收效甚微,所以加强人文素养的建设应该从医患双方乃至整个社会层面进行,这恰好符合我国社会主义精神

文明建设的要求，两者可同步推进。

　　总之，医患关系的不和谐成因比较复杂，其中既有医院、医护人员的因素，还有患者自身的因素，又有长期以来社会的因素。既然影响医患关系的因素是复杂多样的，那么，改善医患关系也必须从多个方面入手，这需要医患双方以及全社会的共同努力。

第三章　中国医患关系创新评价体系：
信任指标体系构建和应用

第一节　患者信任概论

一、患者信任概念

　　以往在研究医患关系时，医患信任主要强调患者对于医疗服务提供方的信任，而提供方对于患者的信任则没有得到更多的关注，因此对于信任的定义主要从患者的角度出发。医学领域的研究者将患者信任的描述为医疗服务提供者以患者的利益作为开展服务的基础，提供适当的诊断信息和治疗方案。结合医学领域关于信任的相关文献和非医学领域关于信任的相关文献，患者信任概念是：在缺乏监督和控制对方行为能力的前提下，信任方接受相对于被信任方的弱势地位（vulnerability）的主观意愿，期望被信任方能够采取有利于信任方的行为。简而言之，患者信任便是积极接受弱势地位，同时期望不受到损害。

　　这一关系构建过程中始终涉及处于相对弱势地位的一方，如果没有弱势一方的存在，也就不需要信任。患者信任强调对未来行为和关系发展的预期，作为是否持续发展关系的依据，带有明显的不确定性。信任的程度与不确定性的程度相关，对于信任的体会将随风险的提升而同方向变动，因此信任也被视为解决不确定性的途径。加入对于弱势地位的描述，信任概念能够更加生动地描述医患关系，从而使研究的重点集中于弱势的一方，而非强势的一方。患者与医疗服务提供者之间关系的特征与"信任"概念所阐述的双方关系状态十分吻合：患者缺乏充分的医学知识和信息，但又必须通过行医者的服务获得关于问题的解释和解决健康问题的方法。因此，采用"患者信任"概念作为评价医疗服务质量的标准和构建和谐医患关系具备了相应的理论基础。需要特别指出的内容包括两点：第一，患者信任即可以被视作一种态度，也可以被视作一种行为，两种观点的存在体现了对于这一概念的认知差异。一方面，信任医疗服务提供者的患者能够将采取某种行为使医患关系得以开展，并同不信任医生的患者体现明显的行为差别，进而形成较为有效的医患关系；另一方面，某一处于健康状态的个体并不需要通过特定行为展现对于医疗服务提供者的信任，此时便无法对其态度进行判断。以何种角度作为判断信任存在的依据反映了研究目的的不同；第二，患者信任概念中包含乐观情绪，这是患者信任中不可或缺的组成部分。某些医患关系的建立，特别是当患者处于严重健康威胁时，无法判断患者是否存在信任态度，客观环境制约了患者的主观判断。因此，行为不能作为判断患者信任是否存在的充分条件。

二、患者信任的细分

1. 一般信任

对于医疗体系的一般信任，在某些文献中也称为公共信任（public trust）。而在一般信任中并不涉及具体控制权的转移。当医生为从未接触过的患者提供服务时，需要在较短时间内建立双方的人际信任，这将有利于治疗的展开，而这种人际信任得以建立的基础则是患者对医生这一群体的信任，即一般信任。因此一般信任的程度能够影响患者与医生之间建立人际信任的过程，较高的一般信任水平有利于迅速地建立人际信任关系。随着人际信任的建立以及患者所掌握的信息不断丰富，患者对于医生群体的态度可能产生积极或者消极的改变，这一改变的过程反映了人际信任对于一般信任的影响。一般信任与人际信任的相互影响贯穿于医患关系的建立与维持过程中，并影响患者未来的行为。

2. 人际信任

对于具体医生的人际信任（interpersonal trust），强调信任的一方将控制某种资当患者首次接触其他医生时，一般信任的作用又将得以体现。虽然两者之间存在相互影响，但人际信任的基础性作用是毋庸置疑的，其原因在于：患者对于医生群体或者卫生系统的一般信任来自于个人既往的经验，或者通过其他途径得到的信息，而这种信息的来源是其他人的个人既往经验。因此，一般信任是通过直接或者间接的人际接触获得的，人际信任是患者信任产生的根源。

两种信任之间更加明显的差异在实证研究中得到了体现。在衡量患者信任时，两种信任的水平之间存在显著的差异，人际信任的程度通常高于一般信任的程度，并且这一状况较为稳定。对于这种差异的出现，Blendon（1997）认为通常情况下人类对于个人的信任都高于对于专家系统的信任，高度的人际信任表明人们通常倾向于对具体的人抱有乐观的态度，而不是宏观系统。与这种解释不同，部分学者认为差异的出现体现了社会期望偏倚（social desirability bias），即个人倾向于给出社会期望的答案从而避免有利于社会系统之外，但这种解释并没有获得足够的实证支持。另一种通常的假设则认为个人会担忧对于个人的负面评价会影响所获得服务的质量，造成对明确个体的感情伤害，因此不愿表达对于对方的不信任，而这种情况则不适用于一般信任，个人对于宏观系统的评价更加客观，因此一般信任的程度低于人际信任。这种现象需要在实证研究中加以控制，影响结果的真实性，造成认知偏差。

此外,还可以从被信任方对患者信任进行划分,包括对私人医生、医院、养老院、HMO、保险支付者和医疗研究机构的信任。

三、患者信任的相关概念

弱势是患者信任概念最为显著的特征。除此之外,相关的概念还包括信任行为(trust behaviors)、信任态度(trusting attitudes)、可信性(trustworthiness)、不信任(distrust)以及动机(motivation),对于上述相关概念的分析有助于对患者信任的全面理解。

1. 患者的弱势

在医疗服务领域内,患者的弱势被认为是不可避免的。弱势来自于:① 获取医学知识的昂贵成本;② 特殊情况下选择的有限性;③ 健康问题所引发的无助和依赖心理。虽然缺乏医学知识,但是患者依然能够选择是否接受某位医疗服务提供者的治疗,但这种选择能力并不稳定。如果患者生命受到疾病或伤害的严重威胁时,这种选择的权利也随之消失。此外,由健康受到威胁引发的压力和无助感促使患者产生对于医疗服务提供者的依赖心理,而关怀正是医学所具备的主要职能之一。

2. 信任行为和信任态度

行为(action/behavior)是指人们一切有目的的活动,它是由一系列简单动作构成的,在日常生活中所表现出来的一切动作的统称。态度是人们在自身道德观和价值观基础上对事物的评价和行为倾向。人们的态度与行为之间存在着相互作用关系,有时态度决定行为,有时行为影响态度,有时态度与行为存在动态相依性。在 Kramer(1996)的研究中,信任被视作行为,表现为社会选择过程中的决策机制,这种机制可以被观察和测量。Kramer 的结论得到了部分文献的支持,认为信任应被视作社会规范,需要特定行为的表现和支持。另一方面,信任被视作个人态度,并被定义为应对代理或者代理机构自由行为能力的选择机制。根据这种观点,信任可以被视作双方发生合作关系的概率,信任和不信任被视作同一态度的两种极端情况。两种学术观点的差异体现了判断信任是否存在的基础性差异。在某种条件下,虽然患者的行为能够作为信任的预示,但并不能作为判断存在信任态度依据。在对信任进行分析时,个人主观对于弱势地位的积极态度是必要的,否则将难以对其进行准确衡量。虽然行为能够反映信任的存在,但为了概念的明确和实证研究的准确,需要明确信任态度的存在是患者信任不可或缺的部分。

3. 可信性

可信性(dependability)是一个集合性术语。它用来表示可用性及其影响因素：可靠性、维修性、保障性，它常用于非定量条款中的一般性描述。可信性的理解可以从两方面进行。基于客观认知而言，可信性是患者建立信任的基础，用于判断医疗服务提供者所具备的能力和属性，进而决定是否建立医患关系。医疗服务提供者了解自身的能力和属性，但是患者难以获得关于可信性的准信息，因此信任与可信性之间的逻辑关系并不明确。基于患者主观认知而言，患者通过直接或间接的途径获得关于医疗服务提供者的信息，并根据主观认知判断何种支持可信性。由于缺乏客观性，医生可以通过行为或者其他信息误导患者，增加患者衡量可信性的困难，从而导致偏倚的出现。当患者信任不具备资质的医疗服务提供者时，非理想的结果便可能出现。由于可信性的主观属性，情感成分成为患者信任中不可避免的成分。医疗服务提供者的客观可信性属于公共产品，而患者的主观可信性则属于私人产品。

对于不信任的理解同样可以从不同的角度展开。患者对于初次接触的医疗服务提供者的态度可以被视作一种不信任。此时，由于缺乏判断可信性的依据，患者无法信任医疗服务提供者，因此这种状态的不信任可以被认为是缺乏信息状态下的中性评价。如果利用量表衡量，此时的不信任应位于原点的位置，而信任则可以为任何正的数值。如果结果的过程中发生任何负面事件，导致患者做出消极评价，信任与不信任便可以被视作同一态度的两种极端状态，不信任则意味着对医疗服务提供者能力和属性的否定。如果采用量表衡量，此时的不信任应被表示为负值，信任则表示为正值。在这两种视角下，信任和不信任相互替代，不能同时存在于患者认知之内，而更为复杂的理解将信任和不信任视为可以同时存在的互补性特征，而不是相互替代的属性。此种状态下，信任和不信任同时存在，信任支持患者同医师建立关系，而不信任则支持患者持续保持警惕和怀疑。如果最初的接触是积极的，不信任所占据的权重将出现降低的趋势，但不会完全消失。

4. 动机

动机（motivation）是引起个体活动，维持并促使活动向某一目标进行的内部动力。动机是患者对于医疗服务提供者决策依据的主观判断，同样是信任中不可缺失的成分。对于动机的判断以是否能够体现患者的利益为基础，如果患者认为医疗服务提供者以其自身或者机构的利益作为制定决策的基础，而不是患者的利益，服务提供者的动机便被定义为不良，即使服务结果是可接受的，未来关系发展的可能性下降。因此，动机对于患者信任的影响是根本性的。利用患者对于动机的判断可以对满意和信任进行较为简单的区分：某一次的接触和交流可能难以满足患者的期望，从而产生不满意，但是如果患者对服务提供者的动机没有疑问，某一次的不满意并不会影响患者对医生的信任，双方的关系依然可以得到持续。相反，对于动机的消极认知则意味着根本性的否定。由此，患者可能信任一名十分热心,但能力有限的医生。

第二节　患者信任以及相关问题之间的关系

一、患者信任与患者满意的关系

患者满意也属于患者信任的相关属性,但是由于其特殊性,研究将其作为重要的属性,与患者信任进行对比。作为评价患者对于医疗服务认知的工具,患者满意的概念得到了广泛的使用,患者信任与患者满意之间相互联系,但是两者之间的区别体现了研究患者信任的价值。

理论分析和实证研究均认同患者信任和患者满意之间的相关关系,并且在评价医疗服务质量时同时使用这两个概念,或者单独使用其中的一个。在卫生部《第四次国家卫生服务调查》中,同时使用了患者对门诊医疗服务和住院医疗服务的满意程度和对医生的信任程度作为衡量医患关系的指标,但公布的结果中并未对两者的定义做出具体说明。作为医患关系的构成部分,患者信任和患者满意分别体现了这一关系的不同方面,对两者相关属性的分析将有助于对医患关系的理解,并且在预测患者行为时选择更加具有相关性的概念。

满意是对于成果的评价,依赖于以往的经验和感受,具有回顾和总结性质,更加注重理性的成分。而信任则是对未来关系的展望,可以被视为建立关系的可能性,更加注重感情的成分。在研究医患关系时,信任被认为最为重要的影响因素,甚至超过满意因素。实证研究表明:虽然满意是医患关系的重要维度,但是通过衡量患者信任能够更加准确地预测患者的行为,患者将信任视作对于双方未来关系的承诺,具有满意所不具备的情感成分。Hall 等人(2002)的研究成果表明:虽然满意是衡量医患关系的重要属性,但是信任是决定态度、行为和结果的基础。另外一项研究成果则表明:在预测患者遵从医生建议和保持长期关系是,信任比满意更加有效。对于改善服务结果而言,提高信任水平的作用高于提高满意程度的作用。通过对比,可以更加深入地了解患者信任的属性。

弱势是患者信任的来源,预示了患者对双方未来关系发展的判断和期望。与患者信任相反,患者满意是对所接受服务质量的评估,属于对过往经历的评价,因此其来源是对结果的认知(Murray, Holmes 1997)。来源的差异导致了作用的不同,具有预期属性的患者信任和具有回顾属性的患者满意分别对应于医患关系发展的不同阶段。在医患关系建立的初期,患者欠缺评价医疗服务提供者的依据,因此医患关系能够得到发展取决于患者对医疗服务提供者动机和目的的判断,当患者认为医疗服务提供者的决策以患者利益为出发点时,医患关系便能够得到发展,体现为患者接受治疗方案、遵从医嘱。因此，患者可能会信任能力不足的医生，或者不信任具有能力但是没有体现出可信性的医生。从这一角度分析，患者信任体现了主观性。在接受医疗服务之后，患者的健康状况能否得到改善以及改善的程度决定了患者满意的水平，因此患者满意的程度取决于健康问题是否得到有效的解决，其表现形式是生化指标的改善、对身体状况的感受。从而，相对于患者信任，患者满意的客观性更加明显。

在评估医患关系质量的实践中，患者信任和患者满意的相关量表都得到了使用，患者满意的使用频率较高。为了真实体现医患关系的质量，患者需要具备评价的能力。在患者欠缺医学知识的假设下，患者难以对医疗服务的质量做出客观的判断，因此使用患者满意概念评价医患关系质量的理论基础存在不足。与其他行业相比，医疗服务过程中的信息不对称和不确定性更加显著，主要表现在：服务过程与结果并不具有一致性，符合标准的服务过程未必产生预期的结果。

以患者满意作为医疗服务质量评价标准的缺点在于：

满意的衡量对象是治疗结果，结果具有可量化和评价的客观性，而患者对于治疗结果的感受和认知并不完全，不能确定治疗措施是否达到了理想的目标，也不能确定治疗效果是否能够在长期内保持稳定。

患者同医生接触后不能迅速感知服务的质量结果，医疗服务质量的感受需要经历时间间隔，因此理论上患者满意程度的调查应当在患者能够医疗服务结果之后进行，因此所有现场调查患者满意程度的操作方式均难以真实反映患者的态度和认知。因此，以"满意"作为衡量医疗服务治疗的标准存在某些缺陷。与患者满意相比，患者信任所具有的主观性和展望性使其与患者的评价能力相匹配，从这一角度分析，以患者信任作为评价医患关系质量的标准具备相应的理论基础。

从另一角度对比患者信任和患者满意同样可以获得有益的结论。因为患者信任所具备的感情成分，当被信任方违背信任方的利益时，可能引发信任方特别的情绪反映。可以推断，未能达到预期的结果可能引发不信任和不满意，但是两者造成的心理情绪影响是不同的，不满意将导致消费者产生失望的情绪，即服务效果未能达到预期所产生的情绪，但不信任则能导致背叛的感觉，即信任方投入的情感成分未能获得预期效果。同失望相比，背叛感对于双方关系的影响更加深刻。

未能达到预期的服务结果可能导致不满意，但未必导致不信任，而可能导致信任方的谅解，因此对不良结果表示谅解可以被视作一种心理应对行为，丰富信任的内涵，但也可以被视作一种拒绝现实的表现。虽然文献成果对于信任和满意的区别达成了共识，目前相关的实证研究并不丰富，针对性的研究具有较大的潜力。

二、患者信任与医疗服务质量的关系

虽然信任的保持和提高在关于医学道德的研究中被视为重要的目标，但建立并维持患者与医疗服务提供者之间信任关系的最终目的是提高医疗服务质量。

1910 年 Flexner 报告的发表，医疗服务机构质量管理得到了前所未有的重视。这份报告的一个直接结果便是 50％的美国医学院校被关闭，医学培训和实践被置于更加严格的标准之下。从这一时期开始，直到 2000 年 WHO 的世界卫生报告中首次提出使用"卫生系统绩效"作为评价医疗服务机构的标准，对于医疗保健机构服务质量和绩效评价的研究和实践使我们对于这一领域的认知日益丰富，将针对卫生服务各组成部分的分散式评价整合为具有价值观基础和操作标准的评估体系，借助科研机构、行业协会和国家的推动使评估体系得以普及，使之成为改善组织服务质量的有效工具。因此，研究者所面临的一个主要问题便是如何定义医疗服务质量。

在关于医疗服务质量的研究成果中，医疗服务被视作对于健康问题的管理过程。对这一管理过程进一步细分，技术性管理和人际关系管理构成了紧密相关而又截然不同的两个方面，前者涵盖了利用医学科学与技术对患者的健康问题进行管理所涉及的领域，后者则是对患者与医生之间社会和心理相互作用过程的管理。对于技术性方面的评价问题，医学专业人员的判断是理想的选择，而人际关系过程的评价则应当由患者主导，患者是其自身利益的最佳评判者。人际关系过程的质量是难以全面概括的。患者与医疗服务提供者之间关系的建立既要符合一般的价值准则，又要考虑到患者的期望。因此，符合社会一般价值准则和个体期望的关系建立过程便是高质量医疗服务的体现。

在搜索文献的过程中，采用"质量"和"绩效"作为关键词所能够搜索到的相关文献几乎相等，由此引发了一个重要的问题：评估的对象是质量，还是绩效？从之前的分析判断，绩效即包括医疗保健的过程，也包括其最终结果。质量是在服务过程中的每一步考虑预期收益和损失后，使患者福利最大化，其核心的实质是收益和损害之差。现有的描述并没有指出两者之间实质性的区别，因此可以不加区别的使用两个概念，因此我们便可以借助 Donabedian 的概念模型阐述质量（或者绩效）的含义。在这一模型中，医疗服务是解决患者问题的手段，但服务带来收益的同时也引发风险和损失。如果边际效用递减的假设成立，某一点将对应于收益减去风险和货币成本之后所得净收益的最大值点，能够提供这一净收益的医疗服务将被认为是有质量的，而其他点所对应的状态则有改进的余地。因此，服务数量的增加并非总能带来净收益的提高，医疗服务所带来的风险和货币成本将随服务量的增加而提高，而收益则符合边际递减的假设。这一概念模型被称为统一模型。在医疗保健评估过程中使用这一概念将意味着过多的服务体现了低的质量。如果患者信任水平的提高能够提高收益或者降低风险，则患者信任便可以被认为是医疗服务质量的组成部分。

Lee 和 Jones(1956)对于医疗保健属性性质的阐述被视为经典，得到了后续研究的高度认同。根据他们的描述，良好的医疗服务应当体现下列特征：

(1) 仅限于基于医学科学的理性的医学实践。

(2) 强调预防。

(3) 需要作为外行的公众和科学的医学工作者之间智慧的合作。

(4) 把每一个个体作为一个整体。

(5) 在医生和患者之间保持一种密切和持续的个人关系。

(6) 与社会福利工作协调一致。

(7) 使各种类型的医疗服务相互协调。

(8) 将现代医学科学中所有必要的服务应用到所有需要的人们。

在明确了医疗服务质量与医患关系的关系之后，另外一个问题便是如何评价医疗服务质量。在这一领域内，Avedis Donabedian 的工作是开拓性的。通过总结前人的研究成果，加之创造性的阐述，其 1966 年的所提出的分析框架得到了之后研究的认同，已经将"结构—过程—结果"的评价方法成为医疗保健评估的基础。结构是指医疗服务提供者能够控制和使用的服务资源、开展医疗实践所的环境，以及支持开展医疗服务的组织结构(从性质上判断，医疗保险也应当属于结构的一部分)，这些特征应当具备基本的稳定性，以便对其进行基本的评价和认知。这些内容是展开医疗服务的基础。过程包括从患者进入医疗服务程序到康复之间的一系列步骤，这一过程中，资源被转化为根据患者诊断所提供的服务。过程体现了个人和组织特征的差异，其中涵盖了医患接触的步骤，因此过程是医患关系评价和患者信任建立的主要部分。结果则是指预期或者未预期的患者健康状况改变，患者通常缺乏判断医疗服务结果所需要的能力和知识，因此并不是患者信任建立的理想参照。这一框架内的三方面内容可以描述事物某一属性的基本特征，因此可以被认为是评价的方法或者出发点。

第三节　患者信任指标体系构建

一、对患者信任的衡量

虽然信任的重要性早已得到学术和实践活动的认可，但是对于信任的系统测量却没有得到同步发展，直到 20 世纪 70 年代才出现探索性的研究，并在随后得到了不断发展,并被广泛用于各种实证研究。测量的对象主要包括医生、医疗机构、保险公司、卫生系统和医学专业人员。测量患者对医生信任的量表最早出现于20世纪70年代,但是没有公开发表,因此没有得到学术界的回应。1990年,Anderson和Dedrick制作的信任测量量表被认为是首个系统性的研究。虽然只有11个问题,但是却得到了学术界的重视,这份量表在1999年得到了改进,与Safran等人(1998)和Kao等人的(1998)研究成果共同推动了对于信任的实证研究。以研究对象作为分类标准,表3-1对于相关的实证研究进行了简要的总结。每个相关实证研究和量表的过程都经过严格的信度和效度评价,并且具备良好的心理测量学特征。

表3-1 实证研究的简要总结

对 象	研究者和年份	主 要 内 容
医师	Anderson , Dedrick 1990	第一份公开发表的用于衡量患者对于医疗服务提供者的信任量表
	Thom , Campbell 1997	在衡量信任水平的同时,对能够帮助建立信任的行为进行了分析
	Kao, Green, Zaslavsky, Koplan, Cleary 1998	研究医生支付方式同信任之间的关系
	Mechanic, Meyer 2000	研究严重疾病对于患者信任的影响
	Thom, Ribisl, Stewart, Luke 1999	对Anderson(1990)研究的推进
	Hall, Zheng, Dugan, Camacho 2002	通过系统对比,尝试完善了已有量表可能存在的不足
	Thompson, Valdimarsdottir, Winkel 2006	开发衡量患者不信任程度的量表
	Dugan , Trachtenberg , Hall 2005	尝试通过更少的问题衡量信任水平
卫生系统	Mechanic 1996	分析卫生系统的变动对于信任的影响
	Hall, Camacho, Dugan , Balkrishnan 2002	衡量患者对初级卫生保健的信任程度
	Rose , Peters , Shea , Armstrong 2004	衡量患者对卫生系统的不信任程度
	Mechanic, Rosenthal 1999	HMO对于美国公众信任水平的影响
	Schee, Braun, Calnan, Schnee, Groenewegen 2007	对比4个欧洲国家公众对于卫生系统的信任水平
保险机构	Goold , Fessler , Moyer 2006	衡量患者对于保险支付者的信任程度
	Zheng, Hall, Dugan, Kidd , Levine 2002	衡量患者对于保险支付者的信任程度
	LaVeist, Nickerson, Bowie 2000	对比非洲裔美国人和白种人的对于保险机构的信任程度差异
	Thorne, Robinson 1988	研究保健机构和患者之间的相互信任
综合量表	Leonard, Charles 2008	尝试开发综合性的量表,对象包括服务提供者、保险机构和服务机构

实证研究的对象覆盖了医疗服务体系的各个环节,包括医疗服务提供者、保险

支付者和医疗服务系统。明确的医疗服务提供者是实证研究关注的重点，对于人际信任水平的衡量得到了长足的发展。与此相对应，对于一般信任的衡量并没有获得等同的重视，文献数量和相应的量表开发均少于人际信任，量表的信度和效度也未得到充分的验证。已有文献将一般性信任进行国际性对比，因此未来对于一般信任的研究投入可能产生更加丰富的对比结论。另一方面，卫生系统的变革使保险支付者对于医疗决策的影响逐渐提升，由于保险计划的利益可能与患者的利益冲突，因此衡量患者对于保险计划的信任成为关注的问题之一，这一问题在美国医疗保健市场尤为突出。保险计划既不同于明确的医疗服务提供者，也不同于卫生服务系统，因此对于保险计划的研究体现出了较为特殊的一面，体现了医疗服务的整体性。对样本进行细分，可以实施更加详细的实证研究。可能的细分包括年龄、文化程度、患者疾病类型和种族等等。其中，种族对于信任水平的影响得到了高度的重视，研究结论认为需要重视种族和其导致的文化差异对于信任水平的影响。

通过量表的使用得到了较为丰富的结论。由于医疗体制、医疗保障和人口特征的差异，这些研究的结论无法直接适用于国内的实际情况，而这正是本研究的重点内容之一：根据国内医疗服务的客观实际，选择能够代表性的样本，探索国内公众对于医疗卫生服务体系的认知，验证和拓展对于患者信任水平的衡量，分析患者信任水平对于医疗卫生服务质量的影响。

二、患者信任的维度

Mechanic(1998)推进了关于信任维度的分析，从 5 个方面重新阐述了关于信任的维度，即：技术能力，包括医学知识、操作技能和人际交往技能；对患者福利的重视(Concern with patient's welfare)，即医生的代理职能；对医疗决策的控制(Control over decision making)，即医生有能力获得必要医疗资源的能力；对患者隐私的保护(Management of confidential information)；以及提供和接受信息的态度(Openness in providing and receiving information)，即向患者传递真实的信息，并且重视患者所提供的情况。Mechanic 的前两个维度与 Gray 相同，体现了患者对于医生或者医生群体技术水平和重视患者利益的程度，另外 3 个维度则体现了患者不断丰富的期望。综合针对医学领域关于信任的研究和其他领域的成果，患者信任的维度可以被归纳为以下 5 个方面的内容：

1. 忠实(fidelity)

即以患者的利益为基础，避免与之相冲突的利益。医患之间的委托—代理关系决定了患者对于医疗服务提供者忠实属性的重视。在关于医学道德和法律的相关研究中，医疗服务提供者的代理职能得到了广泛的讨论。医学职业被视作无私的职业,而忠实被认为是医学职业的基础。医师面临来自个人、职业和组织的压力,要求医师在制定决策时考虑众多利益相关者的利益,因此患者的利益可能受到损害。医学技术的发展、组织结构的变动、经济因素的激励和社会环境的改变都对医师的代理职能产生影响,所谓的医患关系紧张可以被视作对医疗服务提供者忠实属性的怀疑。医疗服务行业的道德规范遭遇来自经济和环境的挑战,因此对于如何保持医疗服务提供者的忠实属性得到了高度的重视。

在中国的医疗服务行业内,医师作为机构的雇员开展服务,而医疗机构并非完全意义的公立机构,医师便被置于两难的境地,为患者谋求福利与为机构创造收入之间的矛盾是难以调和的。这一状况在其他国家的医疗实践中也被视作难以解决的问题。

2. 能力(competence)

即拥有必要的服务能力和适当的沟通技巧,做出正确的判断,避免错误。患者期望为其提供服务的医师具备所需的能力,但是即使对于专家而言,判断能力水平也是困难的活动。因此,患者和公众通常假设医疗机构之间的竞争性能够保证医师的能力,只有具备天赋和勤奋的医学院学生才能够通过严格的筛选,其所获得的医学训练是充分的,认证和准入机制保证了医疗服务的整体质量。如果随机选择的医师具备近似的能力水平,医疗服务的整体质量便可以被认为达到理想水平。但患者所面对的客观情况却是医师的能力并不平均,因此制度设计通过将医疗服务提供者进行分级,作为可以被患者利用的评价机制。除此之外,患者将通过各种途径获得关于医疗服务提供者的信息,来自亲属和具有其他关系的医疗从业者被认为是可靠的信息来源。虽然关于医疗机构的信息可以被作为公共产品加以提供,但来自患者社会关系的信息渠道是难以被替代的。在医患接触的过程中,患者也在寻找反映医师能力水平的依据,任何医师服务过程中的行为都可能成为患者评价的依据。

能力并不仅限于医学知识和技术,敬业和沟通能力同样属于能力范畴。需要指出的是,对于患者认知影响最严重的质量因素并非医疗服务提供者能力的不足,而是疏忽和缺乏沟通技巧。Brennan 等人(1991)的实证研究表明纽约州超过四分之一的入院是由疏忽造成,而英国对于 NHS(国家健康系统)的改革措施也是由于医疗错误和延误引起。来自国内的实证研究也获得了同样的结论,疏忽造成了定量医疗资源的浪费。

3. 诚实(honest)

即向患者传递真实的信息,避免刻意的隐瞒。患者需要获得准确的信息,以便结合自身的其他特征做出与治疗有关的决策。医疗服务提供者不提供完全信息的原因是多样的。出于保持患者情绪等原因,可以观察到医疗服务提供者仅提供部分信息的情况，但是这种情况正在发生转变，法律和医疗实践对于提供完全信息的要求更加强烈。Waitzkin(1985)的研究表明医师低估了患者承担负面信息的能力，因此提供负面信息并非必然导致患者情绪的低落。如果出于这种目的的隐瞒可以被认为部分考虑了患者的利益，其他类型的隐瞒则反映了冲突利益的存在，例如拒绝承认疏忽和错误、误导患者接受某种治疗方案、拒绝透露治疗决策的依据等等。

诚实属性同长期医疗实践所形成的医生行为方式存在一定的冲突，因此其实施将遭遇困难，充分提供信息和考虑患者顾虑同时也为医疗服务提供者带来了风险，这需要对医患双方的保护，使信息和治疗风险能够得到充分的交流，而不是仅仅将患者视作保护的对象。

4. 隐私(confidentiality)

即慎重的使用患者的敏感信息。通常，这并不意味着完全的保密，而意味着仅仅在必须的情况下使用。接触患者信任的任何医疗服务提供者都可能造成信息的泄漏，可能引发的问题包括广告推销的干扰、个人信息被用于商业目的、缺乏对于个人信息的控制所造成的心理影响等等。信息保护能够提高部分患者提供信息的意愿，而不必担忧信息会被用于损害自身的利益。在信息化技术高速发展的时代，隐私和信息保护将遭遇更大的挑战，相关的问题已经在国内的其他领域内引起了重视，但是目前缺乏对于医疗服务领域内隐私保护的实证研究，因此难以对这一问题进行客观的描述。

5. 综合信任(global trust)

即其他难以被详细阐述和归入其他维度的内容，信任的核心部分或者与情感相关的内容。综合信任的存在表明患者信任概念包含了难以使用其他定义描述的独特内涵，这一概念具备了作为衡量工具的能力，患者对于医生或者医生群体的信任包含了一定程度的整体性，而对这种整体性的进一步分割无助于理解的深入。

以上5方面是全面衡量信任水平时的理论基础。虽然研究者关于信任维度的理论分析得到了共识，但是实证研究的结果却无法为理论分析提供充分的支持。实证研究的结果表明：衡量某一个维度的选项彼此之间的相关程度竟低于其于衡量其他维度的选项的相关程度，但是这些问题与衡量综合信任维度的问题都具有较高的相关性，表明患者信任具有单一维度(undimensional)的结构。对于这一结果，可能的解释包括两种：首先，实证分析的结果表明理论分析的各种维度并不存在，信任是单一维度的。这无法说明为何众多分散的研究得到了关于信任维度的相同结论，也无法解释为何各种维度都具有较高的内容效度；另外一种解释认为虽然理论上可以对信任的维度进行区分，并且各维度对信任的程度的确存在影响，但是患者本身并不对这些维度进行严格的区分，造成理论与实证研究的差异。这一点可以通过实例加以说明:汽车的正常运作需要 4 个轮胎的完好。每个轮胎都承担了一部分的重量,但是单个的轮胎却无法独立运作。从患者的角度分析,当与之接触的医生展示了能力和忠实的特征时,患者对其在隐私和诚实维度的评价也会提升;而当患者发现医生不诚实的现象时,对其能力和忠实的怀疑将同步提高。这一问题可以用晕轮效应(halo effect)加以解释。理论与实证的差异表明:在医疗卫生服务领域,患者信任体现出明显的整体性(holistic)。

三、患者信任的指标体系构建

利用专家咨询法,又叫德尔菲法(Delphi)进行指标体系构建。这是一个依靠专家意见来进行决策的良好平台,多通过函询的方式广泛征求专家对某一课题或项目的意见,经过反复多次的信息交流和反馈修正(至少两轮),使专家的意见逐步趋向一致,最终得到由专家提供的综合评价意见,从而进行定量与定性相结合的预测、评价方法。

1. 专家甄选与研究设计

甄选出 20 位咨询专家,以卫生管理学和临床医学两门学科为主,职务涉及单位领导、职能部门领导和卫生技术人员。选择标准主要是鉴于他们在医患关系研究方面有很高的理论水平和丰富的实践经验。研究小组将筛选的包含 65 个初级指标在内的咨询问卷发放给以上专家。专家针对 65 个初级指标从重要性、熟悉程度和可理解与否三个方面进行打分,并根据实际情况针对指标提出意义表述修改或指标合并意见。问卷在发放 2 周后回收。第二轮又在对第一轮回收问卷结果进行统计的基础上后 1 周内进行,并将第一轮咨询的结果反馈在第二轮问卷中。同样要求专家针对筛选后的 41 个指标从重要性和可操作与否两个方面进行打分,并根据实际情况针对指标提出意义表述修改或指标合并意见。问卷在发放 1 周后回收。

2. 统计方法与软件

数据赋值:理解与否分为是和否,分别赋值 1、2 分;重要性分为不重要、不太重要、重要和很重要,分别赋值 1、2、3 和 4 分;熟悉程度分为不熟悉、不太熟悉、一般熟悉、比较熟悉和非常熟悉,分别赋值 1.0、0.8、0.6、0.4 和 0.2 分。判断依据(CI)分为理论知识、实践经验、国内外参考文献和主观判断 4 类,影响程度(CS)分为大、中、小分别赋予不同量化值,具体如表 3-2 所示。

表 3-2　专家权威程度判断标准及赋分

判 断 依 据		赋 分				
Ci	理论知识	0.3	0.2	0.1		
	实践经验	0.5	0.4	0.3		
	国内外参考文献	0.1	0.05	0.01		
Cs	主观判断	0.1	0.05	0.01		
	熟悉程度	1.0	0.8	0.6	0.4	0.2

专家积极系数以问卷回收率表示,权威系数者通过专家对指标的熟悉程度和判断依据得出。反映专家意见集中程度的指标是算术均数和标准方差;反映专家意见协调程度的指标是变异系数和肯德尔和谐(Kendall's W,)系数。指标删除先以同时满足指标重要性或熟悉程度赋值总分在排秩在后 20%,变异系数排秩在后 20%两项指标为标准,同时结合专家意见,研究小组再结合"理解与否"情况综合评议后进行指标筛选。用 SPSS15.0 统计软件进行数据的输入和统计分析。

3. 结果

(1) 专家基本情况和权威程度。第一轮和第二轮专家咨询中,以临床医学学科专业为主;职务分布中卫生专业技术人员和职能部门领导比例相当;职称分布以副主任医师和教授为最高比例,最低比例为研究员职称。经过统计,16 位专家的平均年龄为 43±6 岁,具有高级职称的有 11 位(68.8%),大部分专家具有相关研究经历;专家中临床医学专业学位 14 位(87.5%),其中 8 位具有主任医师资格,3 位具有副主任医师资格;专家同时还是医学院、医院相关职能部门科室的主管领导,这些专家具有丰富的临床、教学和管理经验。

由于此次专家筛选标准严,并坚持代表性与权威性并重、学术专家与管理专业相结合的原则,而且大部分专家有相关研究经历、对咨询内容相对熟悉,所以可以认为专家的熟悉程度较好、判断依据充分,此次专家队伍权威性较高。专家权威系数一般由专家评价指标的判断依据 Ci 和专家对指标的熟悉程度 Cs 两个因素决定,Ca 即为两者的平均值,越大表明专家权威系数越高,经过计算,本次专家平均权威程度 Ca=(Ci+Cs)/2=0.828,专家权威系数分布情况,具体如表 3-3 所示。

表 3-3　专家权威系数分布情况

权威系数	0.8~1.0	0.7~0.79	0.5~0.69	0~0.49
专家数目/%	12(66.7%)	4(22.2%)	2(11.1%)	0(0%)

专家的积极程度较好,第一轮咨询发送问卷 20 份 回收 18 份;第二轮咨询发送问卷 16 份,回收 16 份,两轮咨询的回收率分别为 90%和 100%,均在 90%以上,

即本次专家积极系数为95％。

(2)指标的筛选和修订。基于医疗质量管理的患者信任度评价指标分为一级指标(维度),二级指标和三级指标(测量指标)。在第一轮专家咨询问卷中,设置"人际关系质量"、"技术质量"、"环境质量"和"管理质量"为一级指标,"反应性"、"仁爱性"、"技术能力"、"沟通能力"、"信息提供"、"诊疗质量"、"经济性"、"合作能力"和"整体信任"9个二级指标,65个三级指标。

在第一轮中,专家对各级指标进行了打分,根据重要性排秩在后28％结果,删除了18个三级指标,由于内容重复将8个指标,6个合并,2个删除。合并的指标分别是指标3"我感觉医疗服务环境是安静、清洁和注重人性化的"和指标5"候诊室有足够的活动空间、良好的通风、清洁的卫生设施",指标10"我感觉医生会向无关的人泄漏我的私人信息"和指标11"我接受医疗服务的情况受到了保密",指标31"医生非常关心我的健康"和指标33"医生总是关心你即使你可能付不起费用"。删除的指标为指标61"我对医院的总体环境是信任的"和指标63"我对医院医生的诊疗过程和结果是信任的"。根据指标可理解与否打分情况,将意义模糊的3个指标,2个修正,1个删除,修正指标为指标1"我感觉医疗机构的基础设施是便捷的和先进的",修改为"我感觉医疗机构的基础设施是便捷的",指标45"我完全听懂医生对我诊疗情况的指导"改为"我完全能听懂医生对我诊疗情况的解释",删除指标为指标64"我对医院的相关政策是信任的"。从而形成第二轮专家咨询表的41个指标。

在第二轮中,专家对剩余的41个指标进行了打分,根据重要性排秩在后20％结果,删除了8个三级指标,再根据可操作性打分,删除了4个三级指标。分别是指标19"我觉得医生选择的治疗方案对我而言是最合适的"、指标27"我感觉我病情的治疗效果会是理想的"、指标28"你认为医生会处理其他专业领域的任何病情,即使病情很严重"和指标39"医生们不会给出互相冲突的治疗方案"。二级指标"经济性"下唯一测量指标"我认为我的全部医疗支出(包括住院)在我能够接受的范围之内,没有造成严重的负担"由于难以操作也被删除。指标数调整情况具体如表3-4所示。

表3-4　德尔菲(Delphi)咨询法指标数修正统计

一级指标	二级指标	三 级 指 标				
		第一轮后	未修正数	修正数	删除数	第二轮后
人际质量	仁爱	9	5	0	4	5
	沟通能力	4	1	1	2	2
	信息提供	3	1	0	2	1

(续表)

一级指标	二级指标	三 级 指 标				
		第一轮后	未修正数	修正数	删除数	第二轮后
技术质量	技术能力	7	6	0	1	6
	诊疗质量	2	2	0	0	2
环境质量	反应性	11	8	1	2	9
管理质量	合作能力	2	1	0	1	1
	整体信任	2	2	0	0	2
合 计		41	26	2	13	28

专家的集中程度用该指标重要性赋值的算术均数和满分比表示。

第一轮中,9个二级指标中,9个(100%)均数大于3.0,最大的为3.66"整体信任"。9个指标(100%)的满分比大于20%。65个三级指标中,54个(83.1%)算数平均数均大于3.0,其中最大均数3.75的为指标3"我感觉医疗服务环境是安静、清洁和注重人性化的";62个指标(95.4%)的满分比大于20%。第二轮中,8个二级指标中,8个(100%)均数大于3.0,最大的为3.66"整体信任"。8个指标(100%)的满分比大于20%。41个三级指标中,41个(100%)指标的算数平均数大于3.0,其中最大均数3.75的为指标3和指标5;41个指标(100%)的满分比大于20%。以上都说明两轮咨询的专家意见比较集中。

专家的协调程度是用变异系数说明专家对某一个指标重要性的波动程度越小说明专家协调程度越高。

第一轮中,9个二级指标中,8个指标(88.9%)的变异系数小于0.25;65个三级指标中,53个(81.5%)变异系数小于2.5;第二轮中,8个二级指标中,8个(100%)变异系数小于0.25;41个三级指标中,38个(92.7%)的变异系数小于0.25。

Kendall协调系数W反映了不同被调查者对指标评分的一致程度,W越大表示意见一致程度越好。SPSS软件分析结果显示,两轮咨询的Kendall协调系数W分别为0.155和0.150,且P值均小于0.001,具有统计学意义,认为专家意见趋于一致。

4. 总结

最后的患者信任度评价指标体系如表3-5所示。

表 3-5　患者信任度评价指标体系

一级指标	二级指标	三 级 指 标
环境质量	反应性	我感觉医疗机构的基础设施是便捷的
		我感觉医院里医务人员的仪表是得体的
		我感觉医疗服务环境是安静、清洁和注重人性化的
		我感觉我在接受卫生服务时受到了尊敬
		我感觉接受体检时,身体(特别是隐私部位)受到了保护
		我感觉在执行治疗或化验检查前,医疗服务提供者事先取得了我的同意
		我感觉在与医生进行交谈时,我们的谈话得到了保密,别人不能听到或知道
		医生提供了及时的急诊服务
		我感觉等候预约服务和咨询服务的时间不是很长
人际质量	仁爱	我的医生把我的利益放在第一位,而不是他自己或医院利益
		医生不会做任何非法或者不道德的事情
		医生更多地考虑我的健康而不是治疗成本
		我的医生会向我解释所有可能采取治疗方案之间有何不同
		医生在任何事情上从不误导我
	沟通能力	医生很关心患者,倾听患者诉说
		医生会对我提供向他询问病情的机会
	信息提供	病人会得到他们能理解的充分信息
技术质量	技术能力	医生非常关心我的健康
		我对医生的诊断正确充满了信心
		医生能对我提供高质量的医疗服务
		你的病情是轻还是重,医生总能准确地指出问题所在
		医生经常使用他最擅长的诊疗技术,并做出最大努力为你诊疗
		医生能够正确地指导我合理用药
	诊疗质量	医生们给的药剂量和时间是合适的
		医生们也不会做过多的检查和化验
管理质量	合作能力	医疗专家们总能互相合作
	整体信任	我对医院医生们的技术能力是信任的
		我对医院总体是信任的

第四章　中国医患关系解决的途径之一：
　　医改的模式构建和实施

根据目前国务院医疗卫生改革的指示精神，结合构建和谐医患关系的要求，我们根据多年的研究经验，认为解决医患矛盾的医改顶层设计模式应该是"54321"模式。

一、"5"就是五定

(一) 首诊医疗机构——医院(社区)

1. 概述

西方发达国家的患者有 80％～90％在社区就医，只有不到 20％的重症患者才住进医院。由于我国没有建立分级医疗制度，群众可以自主选择就医，造成了大医院拥挤不堪，医患纠纷不断，而小医院门可罗雀。在群众自费就医的情况下，这个问题很难解决。随着各种医疗保障制度逐步覆盖城乡居民，建立分级医疗制度已基本具备了条件。推行这项制度，将基层医疗机构作为群众健康的守门人，实行首诊制和分级转诊制，不经基层医疗机构转诊而直接到医院就诊的，不予报销。这样，可能会减少大医院的门诊收入，但可以增强大医院收治疑难危重患者的能力，充分发挥大医院医教研的作用，促进医院人才结构调整，组织医务人员下基层、进社区，提高基层服务水平。这对于卫生事业全面协调发展是十分有利的。

2. 要求

凡是城镇职工基本医疗保险定点医疗机构和社区卫生服务中心均可以申报成为城镇居民基本医疗保险首诊医疗机构。参保居民在一个年度内自愿选择首诊医疗机构。首诊医疗机构为参保居民提供：免费健康咨询、健康教育、建立健康档案；进行住院医疗管理，负责转诊、转院登记，结算在首诊医疗机构和转诊医疗机构发生全部住院费用及恶性肿瘤放化疗、器官移植术后抗排异、肾功能衰竭透析治疗等大病的门诊治疗费，支付符合规定的医疗费；报销居民子女无责任方意外伤害事故发生的符合规定的门诊、急诊医疗费。

参保人员住院，原则上应在首诊医疗机构诊治。除急诊、抢救重危病人外，未在首诊医疗机构诊治和办理转诊登记手续的，发生的住院医疗费用不予支付。首诊医疗机构因技术、设备、条件不具备，3 天之内不能作出诊断需要转诊转院的由首诊医疗机构办理转诊登记手续转往上级医疗机构；因病情较轻病人或家属要求转往夏季医疗机构的首诊医疗机构应及时办理转诊登记手续。首诊医疗机构要与转诊医疗机构签订协议，加强对转诊人员的医疗管理，控制医疗费用。

（二）界定基本医疗项目质量和费用

1. 基本医疗服务

这是城镇医疗保险服务的一个概念。因为中国受经济发展水平的限制，我们开展城镇职工医疗保险只能采取低标准、广覆盖的原则。要实行低标准，所以才有了基本医疗服务的概念。我们的城镇医疗保险的补偿范围只限于基本医疗服务。对基本医疗服务费用也不是全部报销，只报销其中的一部分。但是今后的发展是突破这个概念。

从社区卫生服务的深层次意义上说，预防、保健是它的核心，然而医疗服务往往是居民最广泛需要的项目。2006年2月国务院印发的《关于发展城市社区卫生服务的指导意见》明确指出，社区基本医疗服务定位于常见病、多发病，以及医院收治的有关病人的康复治疗，这既有利于有限医疗资源的合理利用，又可以减轻群众的经济负担，真正让老百姓受益。

广东省提出将高血压病（Ⅱ期）、冠心病、慢性心功能不全、肝硬化（失代偿期）、慢性病毒性肝炎（乙型、丙型、活动期）、中度及中度以上慢性阻塞性肺疾病、慢性肾功能不全（尿毒症期）、肾移植术后（抗排异反应治疗）、类风湿关节炎、糖尿病、恶性肿瘤、珠蛋白生成障碍（地中海贫血或海洋性贫血）、再生障碍性贫血、血友病、帕金森病、精神分裂症等16种疾病作为门诊特定病种参考范围。

天津市城镇职工基本医疗基于循证医学思想，采取文献研究、专题讨论、专家论证的研究方法，初步对呼吸系统疾病、循环系统疾病、神经系统疾病、普通外科疾病、眼科疾病和皮肤科疾病6个学科的60个病种制定了医疗临床诊疗常规。它结合了医疗保险学、临床医学、循证医学、卫生经济学的理论，为实现医疗保险管理标准化和医疗行为规范化奠定了科学基础。

2. 基本医疗内容

（1）基本药物。在新医改方案中，对基本药物的政策倾向是：政府统一制定和发布国家基本药物目录，合理确定我国基本药物品种和数量，建立基本药物的生产供应体系，基本药物由国家实行招标定点生产或集中采购，直接配送，减少中间环节，在合理确定生产环节利润水平的基础上统一制定零售价，确保基本药物的生产供应，保障群众基本用药，社区医院等基层医疗机构全部使用基本药物，其他各级医院如三甲医院按一定比例使用。的确，目前各社区医院药品的进货渠道、药品种类相差很大，制定基本药物目录统一配置有利于实现医疗公平，规范医药市场。

（2）基本病种。本人根据卫生部要求进行了研究，社区卫生服务机构的基本病种是25个。

表 4-1　国家社区卫生服务机构前 25 位病种

位数	病　种	位数	病　种	位数	病　种	位数	病　种
1	高血压	8	胆石症	15	骨质增生	22	女性附件炎
2	糖尿病	9	骨关节疾病	16	阴道炎	23	急性支气管炎
3	冠心病	10	上呼吸道感染	17	胆囊炎	24	腰椎间盘突出症
4	高脂血症	11	脑梗塞	18	脑动脉供血不足	25	眩晕
5	慢性胃炎	12	骨质疏松	19	慢支急发		
6	慢阻肺	13	白内障	20	慢性支气管炎		
7	脑卒中	14	颈椎病	21	混合痔		

3. 基本医疗服务费用

报销基本医疗服务费用的理由,并不是因为它是公共卫生服务,而是因为参加医疗保险的人员已经缴纳了医疗保险费用,所以他们有权要求医疗保险机构在他们发生医疗费用风险时,提供保险理赔。所以,作为医疗保险费用的一部分的基本医疗服务费用,不是公共卫生服务,不是政府财政的责任。基本医疗保险费用是相对于补充医疗保险费用而言的。

(三) 界定公共卫生项目质量和费用

1. 概念

公共卫生服务是指那些为了改善、保护和促进全体人民健康而由政府出资、各级卫生部门和医疗卫生服务机构提供的卫生产品和卫生服务,是为全体人民提供基本卫生保健的重要手段。其内容主要包括对人群传染病、职业病、公害病、地方病和严重危害人民健康的慢性非传染性疾病以及生存环境因素和不良生活方式引起的疾病进行综合性预防和治疗。公共卫生服务的最终目的在于确保社会全体成员拥有健康的生活环境,良好的健康行为和生活方式,使之能平等地获得基本的健康权利。

社区公共卫生服务是公共卫生服务在基层社区的实现,是以社区卫生服务机构为主体,在上级公共卫生服务机构的指导下,以社区为范围,以社区居民公共卫生服务需要为导向,动员社区居民参与,以预防、医疗、保健、康复、健康教育、计划生育技术服务为载体,实现预防疾病、促进人民身体健康的目的。社区公共卫生服务是社区卫生服务与公共卫生服务在城市基层卫生服务中有效融合,将促进政府公共卫生服务职责的落实和社区卫生服务功能的发挥,对完善我国城市公共卫生服务体系和医疗卫生服务体系意义重大。

《2000 年世界卫生组织报告》指出,人民健康始终是国家的一个重点:政府持续地和永久地对其负责。世界银行提出，政府基于公共卫生的公共产品特征以及公共卫生及基本医疗保健对穷人减轻贫困重要性，应当在医疗卫生部门发挥主要作用，并用以指导医疗卫生体系的改革。确定社区基本公共卫生服务项目的内容和范围是进行社区卫生服务政府补偿的重要依据。通过公共财政确保社区基本公共卫生服务项目在社区的开展与落实，明确政府在社区基本公共卫生服务上的职责，满足居民基本公共卫生服务需要，是社区基本公共卫生服务项目界定最终目的。

2. 界定社区基本公共卫生服务项目要遵循原则

(1) 公共性原则。向社区居民提供公共卫生服务是社区公共卫生服务的核心，社区公共卫生服务项目首先要满足供给上的非排他性、消费上的非竞争性以及具有正外部效应等公共产品特点。

(2) 成本效果(效用)原则。预防为主，服务所产生的效益超过其资源消耗的机会成本，能以小的资源投入获得卫生环境的较大改善、人群整体健康水平的较大提高等社会效益。

(3) 健康需要原则。社区公共卫生服务优先解决严重影响社区居民健康的社区公共卫生问题，根据卫生服务项目对居民健康的影响程度确定应当优先开展的社区公共卫生服务项目。

(4) 社区承受能力原则。社区公共卫生服务的开展主体是社区卫生服务机构，开展哪些具体项目要考虑社区卫生服务机构的执行能力，超出其能力范围的如制定公共卫生规划与政策等公共卫生服务不属于社区公共卫生服务内容。

(5) 政府主导原则。由于社区公共卫生服务的公共性特点，政府投入应该是社区公共卫生服务筹资的主要来源，政府职责在社区卫生服务领域首先体现为确保社区公共卫生服务的充足投入。

(6) 因时因地区别原则。社区公共卫生服务项目的确定要与当地目前社会经济水平相适应，考虑政府的经济承受能力。经济水平高、政府经济承受能力强的地区社区公共卫生服务内容要相对丰富，不同时期不同地区的社区公共卫生服务项目应该有所区别。

3. 公共卫生服务项目

基本公共卫生服务项目的具体内容：包括建立居民的健康档案，从 2009 年起步，到 2011 年老年人、残疾人、慢性病人、儿童、孕产妇等重点人群的建档率城乡分别达到 90％和 50％，一般人群建档率城乡均达到 30％；为 65 岁以上的老年人体检，2009 年至 2011 年 3 年时间，为 1.1 亿符合条件的老年人进行体检；为 3 岁以下婴幼儿成长发育做检查，3 年时间要为 4800 万 0～3 岁的婴幼儿进行生长发育检查；每年将为 1600 万孕产妇提供产前检查和产后访视服务；为 1.6 亿高血压病人、4000 万糖尿病人、849 万重性精神病人、336 万结核病人、9 万艾滋病感染者和患者提供防治指导的服务，逐步提高这些疾病的发现率和管理率。

2013 年国家规定 12 项公共卫生费用。城乡居民健康档案管理服务规范、健康教育服务规范、预防接种服务规范、0～6 岁儿童健康管理服务规范、孕产妇健康管理服务规范、老年人健康管理服务规范、高血压患者健康管理服务规范、2 型糖尿病患者健康管理服务规范、重性精神疾病患者管理服务规范、传染病及突发公共卫生事件报告和处理服务规范、卫生监督协管服务规范、中医健康管理服务。

4. 费用

经费来自公共卫生服务的政府补助，也就是 2009 年人均补助 15 元，2011 年人均补助不低于 20 元，2014 年人均 40 元。随着卫生服务的不断发展，政府越来越重视公共卫生服务改造，投入会越来越大。

（四）界定医疗保险费用（健康保险）

我们希望今后的医疗保险费用变为健康保险服务，其中最重要的是将健康体检工作进入医疗保险。

（五）服务人群

按照服务功能，每个社区卫生服务中心覆盖 5 万～10 万人口的情况进行界定。

二、"4"就是四方付费

（一）政府方付费

政府主要是支付基本医疗和公共卫生服务费用。这就要求要充分研究基本医疗的项目质量和费用，给政府非常明确的信息。同时要测算成本效益，什么样的投入才能产生最大的效益。

（二）保险机构支付

保险机构主要支付是健康保险费用，就是从基本医疗保险变为健康保险。

（三）医院（社区）机构

1. 单病种付费概念

医疗机构也要有费用意识，因为今后要实行单病种付费。单病种付费是指医院对单纯性疾病按照疾病分类确定支付额度的医疗费用支付方式。它可以被看作病种支付方式的一种初级形式，病种支付方式在世界各国比较流行，是按照疾病分类确定支付额度的医疗费用支付方式。

2. 要求

病种选择遵循以下几项原则：①常见病、多发病；②没有其他并发症、合并症的单纯性疾病;③有比较明确的诊疗规范和治愈标准;④治疗处置差异小;⑤病情容易控制,疗效确切;⑥成本易于核算。

3. 制定临床路径

单病种限价收费的关键环节是临床路径的制定和实施,临床路径是既能降低单病种平均住院日和医疗费用,又能达到预期治疗效果的诊疗标准,逐渐成为既能贯彻医院质量管理标准,又能节约资源的医疗标准化模式。以循证医学为依据科学合理地确定筛选出单病种的临床路径对于确保此项工作的顺利实施至关重要。

实施临床路径一般要经历准备阶段、制定路径、实施路径、监测与评估、改进路径几个阶段。

制定临床路径阶段:针对入选病种,收集相关资料,包括该病种在本院的住院患者所占比例、平均住院时间、医疗费用、治疗护理、检查、化验、用药相关疾病、并发症、愈后情况等相关信息,并运用循证医学理念检索国内外该病种治疗、护理、检查、用药最新进展。

监测与评估临床路径:临床路径实施一段时间后,定期收集资料,进行分析评估:①从执行医师、护士处了解实施过程中的问题与困难,并分析原因,制定改进措施;②收集住院天数、医疗费用、患者的平均住院费用、治愈率、感染率、患者或家属的满意度、工作人员的满意度、资源的使用、患者的并发症发生率、患者再住院率等评估指标资料进行分析,对临床路径的合理性、有效性、科学性进行论证。

改进与完善临床路径:根据临床路径监测与评估得出的结论,对路径进行不断改进。临床路径的监督评估阶段与改进阶段应定期进行,不断循环。同时,结合国内外最新进展与本院实际,及时修改、补充和完善临床路径,使之更加科学、规范、合理。

4. 范例

例如,先天性室间隔缺损(单纯)修补术,依据临床路径内容按现行医疗项目收费的价格标准计算(理想状态),费用为13500元,病种成本测算需要9850元,最终确定的收费价格为10000元。

(四) 个人方付费

按照共付原则,个人在健康管理方面也要交纳一定的费用(5%~8%左右)。

三、"3"就是三个方面监督

(一) 政府监督

政府监督主要在体系、机制、经费使用、人才培养方面。在国家深化医疗卫生体制改革会议上,卫生行政部门人员要求深入整顿和规范医疗服务、药品生产流通秩序。加强对药品、医疗服务的价格监管。规范医院、医生的医疗和用药行为,加强医德医风建设,提高医疗服务质量,控制医药费用。

(二) 居民监督

重点在满意度和反应性方面。满意度是一个传统的评价方式,反应性是一个比较新的方式。

1. 概念

居民监督是卫生系统的产出之一,指医疗卫生机构对个体(公众)普遍合理期望的认知和适当的反应,反应性与保护病人的权利和为病人提供适当及时的服务有关。

2. 内容和测量

卫生服务反应性的构成:

(1) 对人的尊重方面。尊严——隐私保护(一人一诊一室);自主性——自己有权决定治疗方案;保密性——谈话的保密。

(2) 以病人为中心。病人应得到及时治疗——地理位置、设备和时间;治疗过程病人应得到社会支持;基本环境设施应该舒适整洁;病人可以自主选择卫生机构和卫生服务提供者。

(三) 社会(第三方)

就是由评价机构进行评价。最近提出信任度评价体系。

四、"2"就是双向转诊

双向转诊包括以下工作。

(一) 完善组织结构,形成网络化管理

成立领导小组、专家及业务小组,双方均有专人负责此工作,明确职责,各自功能定位。包括两个层面,一个层面为管理方面;另一个层面是业务方面。在社区试点单位和大医院分别设立专人负责,选取相关领导成立课题领导小组,选出医院的专家、技术骨干及社区全科医生组成慢病管理员团队、健康教育团队、康复医学团队等各专业团队,根据社区所提供的医疗服务范围,共同制定社区医院负责"首诊"的疾病种类,制定社区向综合医院上转指征及综合医院向社区下转的标准,研究切实可行的双向转诊程序,确定研究目标和实施方案,并按课题拟达到的目标进行全程跟踪研究。探索基于信息技术平台支撑下的社区与综合医院双向转诊长效机制,实现对社区居民全方位、生命全周期、全人群的健康管理。构建综合医院与社区的信息交换平台,实现网上预约门诊、检验、检查等,综合医院对就诊之后的患者病例、诊疗及指导意见通过网上传回社区。

（二）加强全科医生的培养

全科医师是社区卫生服务的重要标志。因此需要制定全科医师培训计划和相关配套政策，尽快培养出与国际接轨的全科医师，以保证社区卫生服务质量，吸引更多的病人就诊，从而逐步推行全科医师首诊制度。增强社区卫生服务机构与上级医院的合作关系，每年安排社区全科医师到上级医院进修，接受上级医院的正规培训。只有提高了全科医师的自身素质，才能为"守门人"制度设计提供主要的技术保证，才能保证社区卫生服务质量，促进社区卫生服务的良性发展。

1. 全科医师规范化培训

全科医师规范化培训属于毕业后，医学教育阶段，是住院医师培养的一种形式。以高等院校医学专业本科毕业后，拟从事社区卫生服务工作的医师为培养对象。通过 4 年的规范化培训，基本达到全科医学专业主治医师水平。具有全心全意为人民服务的精神和良好的医德医风。熟悉本学科、专业及相关学科的基础理论，具有较系统的专业知识，了解本专业的新进展，并能用于指导实际工作。具备全科医学思维能力和诊疗策略，在社区卫生服务专业队伍中发挥技术骨干作用，能向个人、家庭和社区提供以人为中心，以维护和促进健康为目标，融预防、保健、康复、常见病、多发病诊治、健康教育和计划生育技术指导为一体的社区卫生服务。基本掌握医学科研的方法，掌握计算机基本原理，具有较强的社会协同能力和社区卫生服务信息管理的能力。

2. 全科医师岗位培训

基层医疗机构要面向社区和家庭，逐步形成社区卫生服务的新格局、新模式，这是医疗服务体制改革的重大步骤，是进一步提高城乡居民健康水平和生命质量的具有重要意义的举措。在基层医疗机构转变格局和模式的过程中，积极发展全科医疗，加快全科医师的培养，已成为促进社区卫生服务发展的人力资源的保证。以从事社区卫生服务的执业医师为对象，通过 600 学时的培训，使学员掌握全科医学的基本理论、基础知识和基本技能，提高其防治社区常见疾病和解决社区健康问题的能力，具有高尚的职业道德，运用生物—心理—社会医学模式，以维护和促进健康为目标，向个人、家庭和社区提供融医疗、预防、保健等为一体的基层卫生服务，达到全科医师的岗位要求。

3. 全科医学知识普及培训

社区卫生工作面广量大，仅靠经过岗位培训的医师是难以完成任务，必须让参与社区护理等其他岗位的卫技人员普遍了解全科医学才能更好地开展社区卫生服务。因此，普及培训的任务是十分繁重迫切的。按照 85% 健康问题解决在社区的目标，针对不同的对象，依据"按需办班"的原则，采用"快速充电"的方法，制定不同的课程，举办各种短期培训班，有目的地补充、拓宽知识面，提高实际操作能力，以便能迅速投入到社区卫生服务中去。

4. 全科医学继续教育

要对从事社区卫生服务的中级以上医务人员逐步开展知识与技能更新的继续教育，使其跟上全科医学发展的新进展。同时，在各类专业卫生技术人员中进行全科医学教育，明确全科医学与专科医学的区别和联系，使其树立大卫生观念，在培训社区卫生服务人员、发展全科医学教育中发挥积极作用。

（三）加大社区卫生服务机构"硬"件的改造

要想让小病进社区，最重要的是要保障社区医疗服务的质量。而医疗服务的质量除了体现在医师自身素质的"软"件上外，还包括了社区卫生服务机构的诊疗环境和医疗设施等"硬"件上。因此，政府应加大对社区卫生服务机构"硬"件设施上的投入和改造，在"硬"件上缩短社区卫生服务机构和上级医院间的差距。从而提高社区医疗服务质量，吸引更多的患者前来就诊，真正做到小病进社区。

（四）出台双向转诊实施过程的相关规章制度

1. 卫生计生委

卫生主管部门应调整现有医保制度，限制就医过度自由，建立社区医生"守门人"制度。且针对双向转诊实施过程中出现的问题及时制定符合本地区实际情况、完善统一的双向转诊体系，制定可行的工作实施方案。具体规定上转、下转指征、原则、标准及流程，规范转诊中各项规章制度。

2. 地方机构

在没有卫生主管的明确制度下，要社区和医院共同制定双向转诊标准、规范转诊流程。由综合医院与社区卫生服务中心试点单位组成的领导小组和业务小组，负责双向转诊的具体业务对接，首先有医院专家和社区卫生服务中心的全科医生参照关于社区常见慢性病综合防治管理方案中双向转诊指征，结合现在社区的发展，制定新的双向转诊标准，界定社区医院负责"首诊"的疾病种类，同时给综合医院相关科室人员及社区全科医生进行统一培训，社区医生实行"首诊"负责制，根据病情将在社区首次就诊的患者，按照慢病上转的标准，将患者的个人健康档案及这次就诊的电子病例通过网上传给综合医院，从网上预约人民医院开放的各种医疗资源，如门诊、检验、检查、住院，同时打出预约条交给患者，患者手持预约条按照预约的时间到医院就诊，综合医院大厅专门设立社区接待处，专人负责接待，独立的社区接待诊室，安排相关的专科医生接待社区患者。无论是看完门诊、检查、检验及住院后病情稳定出院之后，则由人民医院协管中心将这次病历及下一步指导意见通过网络信息交换平台转回社区，社区医生将病历归档，严格按照上级医院的处理意见，给予指导，进行追踪管理，实行社区全程健康管理。对于在社区就诊急诊病人,社区医生给予对症处理之后,呼叫急救车,电话通知人民医院急诊科,同时将电子健康档案和电子病例信息通过信息交换平台传送到人民医院,实现患者未到、病例先行的急诊绿色通道就诊新模式。

3. 进行制度设计

社区与综合医院价格梯度及费用给付办法:上转病人在综合医院诊治疾病过程中免收挂号费,在就诊时所需费用完全按照所在医疗机构的收费标准收取,报销比例相应的上调一定的百分比。

(五) 在转诊中建立激励和约束机制

鉴于目前社区卫生服务机构和医院之间双向转诊制度不健全,社区卫生服务机构和医院之间缺乏相应的激励和约束机制,因此有必要进一步完善双向转诊机制,建立一套有效的激励和约束机制以规范转诊双方和病人三者之间的医疗行为,确保"小病放心在社区,大病顺利进医院",使社区卫生服务机构、上级医院和患者三方保持良性互动。政府应出台医院和社区卫生服务机构之间的双向转诊有关政策,建立起双向转诊的激励和约束机制,对按照要求开展双向转诊的医疗机构给予适当的奖励,对那些不按标准转诊病人,故意截留患者的医疗机构进行处罚从而推动双向转诊工作深入开展。

(六) 在转诊中加强政府监管与考核

政府监管不到位也是有的地方双向转诊问题较多的原因之一。根据我国现实情况,在已经建立双向转诊协调中心的地区,可以强化协调中心的职能,让协调中心承担起部分监管职责,监督上级医院和社区卫生服务机构是否按照当地的双向转诊标准进行转诊,并将结果汇报当地卫生行政主管部门,由卫生部门作出相应的处罚。对于没有转诊协调中心的地方,可以建立社区卫生服务管理中心,赋予该中心管理社区卫生和双向转诊的职责,成立一个独立的机构,负责对双向转诊实施的情况进行考核和评价。

(七) 建立社区卫生服务机构和上级医院的信息共享平台

针对医疗机构之间信息不能共享的情况,可以首先在各地探索建立标准统一的信息网络平台,在一定行政区域内实现信息系统一体化,居民健康状况和就诊情况可以通过网络查询,从而提高社区卫生服务的效率和水平,保证卫生服务的连续性和综合性。政府也可以通过信息平台了解医院和社区卫生服务机构之间的双向转诊情况,并进行监督和考核。

例如,在社区试点单位,全科医生团队、慢病管理、健康教育等各专业团队,对社区居民的个人健康、慢病信息进行采集,利用现有的社区医生工作平台进行储存、管理,建立电子化的健康档案及慢病管理档案,建立 4 种慢病病情评估与随访的数据库，构建社区的健康管理信息化平台；综合医院建立信息协管中心，在信息平台上开放各种医疗资源，如心内、内分泌、神经内科等门诊；各种检查如血管 B 超、CT、核磁等检查，及社区不能开展的各种检验，社区信息通过社区卫生行政部门信息平台与综合医院建立的医疗卫生服务网络进行数据交换，实现区域医疗资源共享，同时通过视频进行专家与社区医生面对面远程会诊，全面提高社区医务人员的技术水平。

（八）加大双向转诊的宣传，增强患者和医务工作者对双向转诊的认识

可以通过电视、电台、网络和报纸杂志等大众媒体的宣传，或通过长期在社区的健康橱窗张贴画报，出黑板报，组织居民开展双向转诊的讲座等形式介绍双向转诊，使居民了解双向转诊的内容和形式，在观念上能够逐渐接受双向转诊这种新的医疗服务模式，为双向转诊的顺利实施奠定基础。对各级医疗机构，无论是作为转诊上级机构的综合医院，还是转诊下级机构的社区卫生服务机构，其医务人员都应开展双向转诊的教育和培训，使这些医务人员能充分了解双向转诊的指征、原则、标准及流程。并且各级医疗机构对关于双向转诊的最新政策、制度或者修改，都应及时地、完整地传达给医务人员。让医务人员在为患者就诊时，能够充分利用好双向转诊，使其在实际运作中运转得更顺利。

五、"1"就是 1 年 1 次考核

第五章 中国医患关系解决的途径之二：家庭医生制度构建和实施

第一节 国外实施家庭医生制度的历史沿革

家庭医生制度已在世界上50多个国家和地区推行,在合理利用卫生资源、降低医疗费用、改善全民健康状况、满足社区居民追求健康生活的需求等方面取得了可喜的成效,引起了各国政府和医学界的极大重视。关于家庭医生制度的起源,我们可以追溯到19世纪的英国。早在19世纪初,英国的Lancet杂志第一次把那些接受过一般的医学训练而个体开业的行医者称为全科医生(General Practitioners,简称GP),以便与其他治疗者区别开来。二次世界大战以后,受战争的影响,英国国内主张实行国家统一的全民医疗保健制度的意见越来越被人们所接受。1945年英国议会正式批准了闻名于世的"国家卫生服务法",在这部被美国著名学者林赛称为"20世纪最伟大的成就之一"的法律中明确提出在英国实行由政府税收统一支付的医院专科医疗服务、社区卫生服务和全科医生制度。1948年"国家卫生服务法"正式实施,并建立了被学术界称为"福利国家皇冠上的钻石"的国家卫生服务(NHS)体系,英国医疗卫生制度实现了历史性的重大变革。此后,澳大利亚、德国、智利、加拿大、保加利亚等国也开展了卓有成效的工作。

一、国外部分国家关于家庭医生制度的实践

1. 英国

英国是典型全民医保的国家,1984年起实施的国民卫生保健(national health service,NHS)制度是具有社会福利性质的公费医疗制度,社区首诊制在其中发挥了极其重要的作用。

英国的家庭医生(美国即全科医生)是通过家庭医生协会与地方卫生局签订合同,可单独行医、合作行医或集体行医。每位年满16周岁的社区居民均有资格在当地自由地选择一名家庭医生,并且登记注册,16周岁以下则由其父母或监护人代为注册。每一名家庭医生负责1800～2500个居民的医疗和预防,居民患病时首先到家庭医生处就诊,遇有疑难病或需要住院治疗的必须经家庭医生的介绍,才能转到专科医院或上一级医院继续治疗。在某种情况下,家庭医生也可请求专家到

病人家中出诊。全国 97 万以上的人口都在家庭医生处登记，家庭医生的收入主要来自政府的津贴，此外还有部分收费服务项目的收入。为了方便居民就诊，NHS 采用了"经费跟着病人走"制度。如果居民在异地暂住一段时间，可以选择当地的家庭医生，以临时居民的身份进行注册。若外出时间很短，也可以自费就诊，待返回居住地之后再进行报销。

英国对全科医生实行了严格的准入控制。要成为 1 名全科医生，首先要接受 5 年以上的医学院校教育，再经过 3 年的全科医学培训，通过考试，获得全科医生资格证书，并注册为皇家医学学会会员之后，才能够作为全科医生开业行医。拥有丰富临床经验的医生，经过 1 年的全科医学知识的培训之后，同样需要经过考试才能够拿到全科医生资格证书。高标准的要求，使得全科医生足以胜任社区一般性疾病的诊疗任务，得到了社区居民的信任。多数全科医生是独立的签约人，同意按照国家契约所规定的条款，向 NHS 提供全科医疗服务。在 20 世纪 90 年代后期，个人医疗服务（personal medical services，PMS）试验作为一种重要的初级保健服务创新形式在英国出现。PMS 制度将全科医生从标准的契约式安排中解放了出来，允许他们根据当地居民的需要而制定相应的服务契约。PMS 提高了全科医生的工作满意度。

2. 古巴

古巴成为世界上为数不多的"医疗强国"，很大程度上取决于遍及城乡的家庭医生。20 世纪 70 年代中期到 80 年代初，古巴建立起了三级医疗卫生保健体系，大大改善了医疗卫生状况。由于当时的初级医疗单位主要是建立于市（县）各卫生区的综合诊所，要负责辖区人口的一切卫生事宜，并负有同二级医疗网和三级医疗网协调的任务，服务区域太大、任务过重，造成预防工作做得不够和不能广泛深入到居民中去的问题。在群众的积极建议下，政府从 1984 年起开始在城乡实行家庭医生制度，并于 20 世纪 90 年代逐步推广到全国，使家庭医生制度成为比初级医疗网更好的组织形式。

古巴政府根据综合诊所辖区内的人口数量和分布情况，在社区、街道、乡村配备家庭医生。一般每个家庭医生负责 120 个家庭约 600～800 个居民的医疗卫生保健工作。通常，每个家庭医生有一个诊所，诊所设在居民区，所内配有一名护士协助医生工作。综合诊所辖区内有 33～50 个家庭医生诊所。家庭医生诊所一般由就诊室、候诊室、监察室、小厨房和卫生间组成，配有必要的医疗设备，如活动病床、冰箱、高压消毒器、药品柜、小型医疗器材和药品等，诊所的设施一般由政府免费提供。家庭医生住在诊所的楼上或附近的地方，除周末和节假日回家外，其余时间都在诊所工作和生活，与周围居民融为一体，成为他们的亲密朋友。随着制度推广，家庭医生也逐渐进驻学校、工厂、船舶、合作社和其他工作单位，实现了"哪里有人民,哪里就有家庭医生"的目的。到 20 世纪 90 年代末,古巴有家庭医生 3 万多人,远远超过美国、英国、加拿大等发达国家,涵盖了 98％的人口,遍及城乡的每个角落。

古巴的家庭医生是综合性的医学专家,也有着严格的准入制度,他们采取 24 小时全天候服务方式,承担着为居民提供早期的、基本的和普遍的医疗卫生保健服务。居民患病后,要先到家庭医生处治疗,家庭医生解决不了的疾病才转到上级医院治疗。家庭医生可诊治内科、外科、儿科、妇科等方面的常见疾病。如患者需要会诊,可由临近的几个家庭医生共同负责。若受医疗设备限制或无法确诊的,则由本诊所家庭医生陪同前往上级医院治疗,并负责介绍病史和以往治疗情况。其次,家庭医生还负责居民的医疗保健工作,如接种疫苗、病人愈后家访、孕妇保健及产后跟踪检查、疾病普查和定期体检等。此外,家庭医生通过举办各种讲座对居民进行卫生知识和保健知识的宣传教育,协助居民解决环境卫生和饮食卫生等问题,提高居民预防疾病、保养身体的知识和能力,唤起每个家庭成员自觉地参与医疗保健,以减少发病率,增进身体健康;并同各行政机关及团体保持密切的联系,就居民健康状况和生活卫生条件存在的问题,及时地向他们通报,以加强各部门对保持居民健康的领导作用。家庭医生为管区内每个家庭建立家庭卫生档案,内容包括家庭经济、住房基本状况、饲养何种动物、有无传染病源、住地附近环境卫生等情况。同时,家庭医生还为每位居民,包括儿童建立个人健康卡。总而言之,凡与居民健康有关的事情都是家庭医生职责所在。如果没有特殊情况,家庭医生上午在诊所接待病人,下午外出巡诊。如果患者不能到诊所治疗,医生便上门服务。家庭医生还要定期轮流到综合诊所去值班。

3. 丹麦

丹麦的家庭医生制度也称全科医生制度,是比较接近新型医学模式的医疗保健形式,该制度是从私人医生制度发展而来的。1973 年,丹麦政府和医生组织间签订了居民医疗保险制度合同,其基本原则至今没有发生变化,保证了这一制度的稳定性。合同的主要内容有:全体居民必须按照规定纳税,少年儿童和享受退休福利的人除外(按规定男 67 岁、女 55 岁退休);每个成年公民每年可在居住地 10 公里范围内选择一名开业的全科医生作为自己的私人医生,用合同形式签署协议,使医生免费为自己提供每日 24 小时的医疗保健服务。有关个人的健康问题,都必须经自己选择的全科医生检查或听取他的建议。每个全科医生最多负责 1780 名居民的健康保健注册,政府根据在全科医生处注册的居民的数量,每年向医生提供一笔固定收入。政府接受医生关于传染病、职业病和居民患病休假的建议。地方和国家设立合作委员会,负责处理各种问题,中央政府设立申诉处理委员会,负责调解医疗纠纷和裁决医疗事故。

　　国家实行的保险医疗制是在政府、医生组织和居民之间用法律形式实现的。政府按照医疗卫生法由主管部门管理医生的医疗卫生质量，医生的利益由丹麦医生的自治组织丹麦医学会来维护。丹麦医学会下设三个分支协会，即全科医生协会、专科医生协会和医院医生协会。各协会由医生民主选举产生的委员会代表他们向政府谈判解决医生利益和病人利益问题，谈判的结果用双方认可的合同形式取得法律效应。

　　凡签署合同的居民，找自己的家庭医生做的各种检查、咨询等均为免费，治疗或经家庭医生推荐到医院或专科医生处所作的检查，政府给予补助，个人只付很少的钱。药品补贴是地方政府按卫生部每年公布的药品名称发放的。但是如果病人未经全科医药推荐自愿到医院或其他注册的医生处看病时，则需付很高的医疗费和药费。所以，目前丹麦全国 95％ 的居民都参加了全科医生的医疗保险制度。担任全科医生工作的人不是一般的初级卫生保健人员，而是必须经过正规医学院校学习，并有丰富的临床经验的高级医师，他们不仅工作范围大而且还担负重要的社会责任。在全科医生处注册的多是一个个完整的家庭，甚至一家老小几代人都始终由一个他们熟悉的医生负责保健工作，这样医生便能像一名家庭成员一样，深刻地了解该家庭的全部生理、心理及社会性问题，了解他们的职业特点，工资收入以及家庭关系。医生面对的是充满互相信任感的人，而不是大医院的大夫那样面对的仅是一个个单独的病人。这种得天独厚的自由的工作条件，使全科医生能够掌握一个人从出生到死亡的全部病史资料。他们可以从健康教育、行为改变、妇幼保健、精神引导、遗传免疫、性教育及避孕指导、老年保健、急症处理甚至家庭人际关系的协调等方面为服务对象提出种种建议，开展全面的保健工作。家庭医生可以最早发现易感人群，发现传染病和职业病，并按照政府的要求将传染病、职业病及时地报告给卫生主管部门和行业工会组织，从社会的角度开展群体的防治工作。由于社区患病人员的多少，特别是传染病发生的多少会影响家庭医生的名誉及收入，所以在卫生防疫上虽然政府不施加压力，家庭医生也会努力去做。

　　4. 加拿大

　　在加拿大全民医疗保健体系下，其医疗服务的提供者主要包括两个部分：基层医疗服务和二级医疗服务。基层医疗服务的提供者主要包括：家庭医生、注册护士、执业护士（nurse practitioner，NP）、药剂师等，以家庭医生为主。二级医疗服务包括医院专科服务、长期护理机构和社区服务机构。

　　加拿大家庭医生一般单独执业或以小组、团队的形式执业，诊所由家庭医生拥有和管理。在以团队形式执业的诊所中，平均医生数为 5 人。团队形式执业的诊所可分为教学医院中的家庭医学诊所（academic clinic）和一般的社区诊所（community clinic），两者区别在于教学医院中的家庭医学诊所除了日常的门诊外,还有家庭医学住院医师带教以及科研工作,而社区诊所主要工作则是日常的门诊。家庭医生提供的服务非常宽泛,除提供一般门诊服务外,还提供慢性病管理、妇产科服务、新生儿、婴儿和儿童保健、精神心理治疗和咨询,另外还有一些小的外科手术,如伤口的切开和缝合、冷冻治疗、关节注射等。家庭医生平均每周工作超过 50 个小时,70％的家庭医生还提供业余时间的电话咨询服务(after-hours on-call service),如果将此计算在内,每周工作时间超过 75 小时。

加拿大对家庭医生的付费机制主要采用按服务项目辅以奖金方式,对基本医疗服务主要采用按项目收费,而对一些预防性服务主要采用年终奖励的形式,以注射流感疫苗为例,如果所管辖的固定病人中有 60％的病人接种了,则年底给家庭医生 220 加元奖励,如果该比例达到 80％,则奖励额度达到 2200 加元。对社区医疗中心的家庭医生主要付费形式为薪水制。目前,加拿大基层医疗改革试点都涉及对家庭医生付费机制的改革,改革的方式主要是改变传统的按服务项目收费制,采用人头付费制和薪水制。

5. 新加坡

在新加坡,政府鼓励各类医院并存,同时也保护竞争,既不给予非营利性医院以任何的特殊优惠政策,也不给予各种营利性医院各种不公平的限制,让病人拥有自由择"医"的充分权利。根据所有制不同,社区医疗保健机构分四大类：① 公立医院、专科中心或政府综合诊所；② 私立医院或专科中心；③ 私人诊所；④ 慈善义务机构,包括老人院、社区卫生服务中心、康复中心、终端疾病医院、慈善医疗义务中心等。新加坡的医疗服务大多以收费价格作杠杆,把病人分类引导到最适合的医疗机构中进行诊治,从而促使当地医疗事业全面健康发展。

长期以来,新加坡政府相当重视社区医院的建设,对社区医院一直采取高投入、高补贴,通过财政投入建立起完善的社区医疗卫生中心,覆盖全体居民,并制定了严格的病人逐级转院制度：病人先到社区医院就诊,如社区医院没能力治疗,再转到大型的综合医院,由社区医院推荐转入大型综合医院的病人,收费比其他病人低。当然,私人医生也有转诊和使用医疗保险的权利。如此规定,既坚持了"公平优先、兼顾效率"的原则,也可以避免大医院、专业医生看"小病"的资源浪费现象。社区医院作为辅助医疗机构,是新加坡国家医疗保健体系的重要补充,以其低廉的收费,重点满足老弱病人的需求。近几年,新加坡社区医院的数目和床位每年都在以高速度不断增长,甚至开始出现有数百张床位的大型社区医院。

新加坡的医疗保障制度的特点是"共同负担",它主要分为强制性医疗保健储蓄、社会医疗保险、社会医疗救助三个部分,各部分均由政府机构管理实施。每个新加坡居民都有自己的医疗保险账户,由政府、个人和企业三方共同交纳医疗保险,居民可用保险金购买商业医疗保险,或者直接用于支付投保人及家庭的医疗费用；个人如果要享受超标准的、特殊的医疗护理服务，超标部分的特殊护理费，则由自己承担。为了确保每个人都有求医就诊的公平机会，新加坡政府推行了"三重安全保健网"的保健策略：一是保健储蓄计划，强制市民储蓄，用以支付住院医药费用；二是保健双全计划，即低收费医药保险计划，以用于个人和直系家属应付严重病患或长期顽疾的巨额医药负担；三是保健基金，这是政府设立的一项专项基金，补贴公立医院的 B、C 级病房或享有门诊津贴的新加坡病人，如果保健储蓄额不足，又没能力支付医药费，就可要求该基金代支付。

6. 比利时

在欧盟国家中，比利时的人均生活水平指数位居第三，民众的健康状况和人均寿命也名列前茅，健全的医疗保障措施和社区医疗保健服务体系功不可没。绝大多数民众的疾病预防、医疗护理、康复保健以及由此而引起的其他医疗卫生问题，主要是由于家庭医疗保健体系所起到的基础性保障作用。比利时社区医疗保健服务机构的主导理念是，社区医疗保健服务的重点在于促使患者或康复病人得到与医院相同的医疗与康复服务，并不断促使被服务对象更加健康、更加高质量的生活。

在比利时，除了专业的综合性医院、专科医院、私人医疗机构外，政府和医疗部门可根据不同的区域特点以及人口的多少，建立相应的社区医疗保健服务机构。社区医疗保健服务机构根据人口规模配备一定比例的全科医生、药剂师、护士、社会工作者以及一些兼职的心理学家，基础设施包括慢性疾病疗养所、日间医院、康复中心及监护性病人公寓等。这些机构的主要工作均由社区医疗保健服务中心负责，费用支付纳入政府医保和互助医疗范围。值得一提的是，其相当一部分社区医疗保健服务机构将疾病疗养、慢性病病人的日常护理和康复等场所转向患者或被服务对象的家里，这样既方便了患者或服务对象，同时实践也证明该举措减少了近 40% 的医疗和康复费用支出。社区医疗保健服务机构或中心的服务信息与医院等专业医疗机构互通，即通过网络系统将社区医疗保健的信息与各专业医院共享，使用统一的医疗保险或互助医疗号码，一般病人在必要的医疗会诊或手术后，其相关医疗信息将转往所在社区的医疗保健机构或服务中心，而此后的日常护理、康复、保健则由社区负担，费用报销在 75% 至 95% 之间，与医疗保险比例相同。社区机构有义务将必要的日常服务信息反馈给医院或相关医疗机构，以便保证医疗过程的连续性。

7. 匈牙利

在匈牙利，现行的医疗服务体系主要由相互联系、密切合作的三个层次构成：第一层次，"全科家庭医生"在社区诊所提供的基本诊断与医疗服务；第二层次，区级、市级及专科医院提供的综合性门诊和专科门诊；第三层次，重点发展、具备治疗床位的医院所提供的住院治疗。无论是城市还是农村，都划分若干居民小区，每个居民小区设立一个社区诊所。根据每个小区的居民数量，每个诊所配备4名左右的"全科家庭医生"。每位"全科家庭医生"为所在小区若干条街道上的众多家庭提供基本的保健与医疗服务。每个居民根据居住区域选择社区诊所，依据所住街道确定自己的"全科家庭医生"，并在该医生处建立自己的医疗档案。居民看病，首先在社区诊所对自己负责的"全科家庭医生"处就诊，得到基本的诊断和医疗服务后，由"全科家庭医生"来"首诊决定"患者是否应去综合性门诊、专科门诊进一步诊断或住院治疗。匈牙利也重视儿童的医疗保健，在多个居民小区中间设立专门为儿童提供医疗服务的占地面积较大的社区诊所，每个诊所配备多名"儿科家庭医生"。由于整个医疗服务体系实行严格的"首诊制"，除急救病人外，没有"全科家庭医生"的转诊，综合性门诊、专科门诊医院及能提供住院治疗的医院是不接受居民就诊的。

匈牙利的医疗保险基金对其医疗服务体系的三个层次，有着不同的支付手段。医疗保险基金对于综合性门诊或专科门诊医疗，按照接诊量、病种支付费用。对能提供治疗床位医院的住院治疗，则按病种付费，不同疾病有不同的难度系数，类似于点分制付费法。对于"全科家庭医生"，按照其负责的居民数量、就诊人次领取费用。社区诊所的诊室虽然多为政府提供，但"全科家庭医生"仍需分担租金，还需负担所招聘护士的工资、电脑网络使用等方面的费用，这些费用都要从每月医疗保险基金划拨的资金中扣除。医疗保险基金还对"全科家庭医生"转诊意见等给予有力的支持，如患者选择"全科家庭医生"推荐去的医院住院治疗，则免费医疗的比例较高，如自己选择医院，则自己要多承担一些费用。

8. 美国

美国作为一个市场经济比较发达的国家，其医疗服务领域已经形成了结构较为完整、运行比较有序且独具特色的体系。美国的医疗服务包括各类医院、诊所、家庭健康机构、康复中心、养老院、精神病院、临终关怀医院、药品连锁店等。其诊疗过程一般分为三级：初级诊疗是居民获得医疗或保健服务的起点，由社区全科医生提供一些基本的常规的较低费用的检查和治疗，全科医生视病情需要把签约病人转给专科医生诊治，未经此程序而看专科医生的，保险公司将不予付费；二级诊疗提供病人常规住院治疗、常规外科处置、专科或专家门诊，这是一些较高级和复杂的短期治疗；三级诊疗是具有高精尖技术的机构才能提供的疑难复杂疾病的诊疗，主要由大学的教学医院或附属医院承担，其病人主要来自完成初级或二级诊疗过程的病人。在以上三级诊疗过程中，病人根据病情的变化在各级医疗机构之间双向流动。

美国现代医疗体系的建立与医学教育改革、医学职业化、美国医学会的推动作用密不可分的。早年的医学教育是建立在学徒制的基础上。随着经济的发展，社会开始需要更多的医生，一些医生开始建立医学院授课，全国建立了42所医学专门学校，提供2年制的医学教育。1847年，美国医学会成立，旨在推动医学科学的进步、医学教育的规范化以及医生的职业化。1870年以后，医学院开始成为高等教育的一部分，哈佛大学率先改革了医学教育。学制从2年增加到3年，并将每学年从4个月增加到9个月，同时增设了现代临床和实验室课程。20世纪初，约翰霍普金斯大学开展了现代医学教育改革，要求医学成为研究生教育课程，本科毕业成为进入医学院学习的先决条件，提供"4年本科＋4年医学研究生"的教育体制。直到今天，只有极少数医学院提供"2年医学预科＋4年医学"的教育体制。美国医学会推动政府立法，要求开业执业医生必须经过医学院的严格培养，并起到重要的监管作用，促进医学的职业化。

美国的健康保险系统包括政府保险和私人保险两大类。前者有老人和残疾人的保险及穷人的保险，后者以管制性保险计划为主要模式，由管制性保险组织（MCO）行使职能。但由于HMO（健康管理者组织）要求计划内的社区医生作为"健康守门人"提供基本医疗服务及转诊服务，同时患者的转诊被严格限定在组织内部的某些指定医生，用药也被严格控制。20世纪80年代，社会认为健康提供者组织建立的"健康守门人"制度大大减少了不必要的医疗费用。然而90年代兴起的患者权益组织提出"健康守门人"制度提供的是低质量的医疗服务，对这一制度的质疑催生了PPO和POS等管理医疗计划。PPO（优先供应者组织）类似于HMO，但是其首诊医生和转诊的限制相对宽松，被保险人通常可挑选在系统内部的任何一位医生，但随之其保险费用也偏高。POS（定点医疗）是HMO/PPO的混合体，在组织网络内部，类似HMO的运行。付费方式一般分为按人头付费、按服务项目付费、按疾病分类相关组付费等。

二、国外家庭医生制度实践的总结

通过国外关于家庭医生制度的时间，我们可以发现在国外实施的家庭医生制度具有以下几个特点：

1. 建立家庭医生与居民签约机制

各国在实施家庭医生制工作中，普遍强调了建立家庭医生与居民签约的机制，如丹麦全科医生协会从1973年起开始同居民签订居民医疗保健合同；荷兰居民每年每人都必须选择一位全科医生进行签约。各国对于家庭医生签约居民数也作出了明确的规定，一般在2000人左右（英国2500、美国2300）。

2. 实行社区首诊制度

家庭医生制很重要的一项基础政策是社区首诊制。英国规定患者除急诊外，生病后一般必须先到家庭医生那里进行初步诊治,只有遇到疑难病例或病情严重,需住院检查治疗时,患者才会被转诊到地区医院,英国的医院不直接接收非急诊病人;德国健康保险制度规定居民就诊必须先找社区家庭医生,需要住院的患者,由家庭医生出具证明转诊到医院,接受住院治疗。澳大利亚规定进入卫生系统的其他服务区必须有全科医生的介绍,他们可以将病人转诊给医院的专科医生或其他卫生专业人员;保加利亚也规定看病首先要通过全科医生,然后才能通过诊断咨询中心进一步化验、诊断,同时进行转诊。

3. 实行按人头预付的卫生服务经费管理模式

在签约机制和首诊制基础上,以英国为代表的部分国家对家庭医生实施按签约居民数量预付服务经费的政策。卫生管理部门将区域内签约居民的全部医疗服务经费预付给家庭医生,由其全权使用和管理;家庭医生在此基础上为居民提供合理、有效的医疗卫生服务;卫生经费的合理结余部分按一定原则纳入家庭医生收入分配。而在美国,保险公司代表投保人向医疗服务提供者购买服务,每位参保人自己选择或被分配一名家庭医生,保险公司则按人数将医保费预付给家庭医生,家庭医生成为核心角色,从机制上成为委托人的健康和保险公司的"双重守门人"。荷兰也由疾病基金和家庭医生订立契约约定服务项目和要求,并采用按人头计酬的方式付给家庭医生费用。

4. 严格规范家庭医生资质

各国家庭医生均由全科医生担任,对全科医生从培养伊始到执业资质审核整个过程的要求都极为严格。英国的家庭医生是经过全科医学专业培训(包括在医院各科轮转培训),并在皇家医学会注册的医师,是临床技能全面的基层医疗保健人才;在美国要成为一名全科医生,首先必须取得不错的学习成绩和医学院的临床评估,参加全国统一的标准化考试,随后才能进入面试,面试时会被问及诸如个人工作愿景等问题,借此初步判定人生观和价值观是否适合全科医生事业;荷兰全科医生需要有良好的医学教育和实践背景,在从医学院毕业后必须经过 3 年的规范化临床实践培训,他们提供的医疗服务覆盖范围非常广泛,各种疾病包括心理疾病都可以请求全科医生予以诊疗。

5. 家庭医生成为各国医务人员主体

由于家庭医生在各国医疗体系中的重要作用,如英国、加拿大、德国等国家的家庭医生数量在各国医务人员队伍中均基本超过半数以上,而且这些国家正致力于进一步调整医师结构和比例,增加全科医生的数量。

6. 服务项目覆盖健康管理各个方面

各国家庭医生服务在提供基本医疗的基础上,覆盖了居民健康管理的各个方面。英国除初诊服务外,对行动不便者提供出诊服务,还负责妇幼、中老年人保健,为个人、家庭及社区提供便捷的防、治、保、康全方位服务。澳大利亚家庭医生主要工作内容以医疗服务和一些慢性病管理服务为主，包括疾病诊断及处置、健康咨询、体检、转诊、家庭访视以及配合其他卫生机构开展专门项目如慢性病管理、计划免疫等。

7. 家庭医生趋向联合协同服务

各国充分发挥家庭医生之间，以及家庭医生与护士、药剂等辅助人员之间的协作作用。澳大利亚家庭医生以诊所为服务地点，有一个全科医生独自开办的，也有几个全科医生联合组建的，他们雇有接诊员和护士协助全科医生工作，其中护士做大量的慢性病管理工作，有些护士擅长于哮喘和慢性呼吸道疾病，有些比较擅长于糖尿病，有些则擅长于心血管方面的咨询，有的做一些常规性的护理工作；德国的社区医疗服务由私人开业诊所提供的门诊服务，但联合开业的情况更普遍。荷兰政府鼓励家庭医生在医疗站中与护士、药理师等一起合作，提供更好的医疗服务。英国诊所中往往配有一名健康协调员，从事翻译和医疗辅助工作，药剂师还提供咨询服务和量血压等服务。

8. 家庭医生收入得到保障

为吸引优秀人才担任家庭医生，各国均对家庭医生的收入予以较高水平的保障。在美国，家庭医生已经列在十大高收入职业的前列，其收入和社会信任度超过了律师。

第二节　国内家庭医生制度实施的历史沿革

一、社区卫生服务功能定位的发展

改革开放后，我国开始逐渐探索具有中国特色的社区卫生服务。部分省市如上海、北京、山东、深圳等也开启了积极探索家庭医生制服务的航程。中国社区卫生服务的雏形可以追溯到1981年中美两国专家在上海县进行的卫生服务调查。但直到1988年，Dr. Rajakumar建议中国开展全科医学后，我国的卫生服务工作才有了实质性的进展。1996年，总书记在全国卫生工作会议上作了讲话，要求"加快卫生管理体制、卫生服务体系和卫生机构运行机制的改革步伐，积极推进城镇职工医疗保障制度改革。"在中央政府的支持下，我国社区卫生服务的开展和发展呈现了勃勃生机。

1997年，国家在济南召开了《全国社区卫生服务工作现场研讨会》，彭佩云国务委员发表了"大力开展社区卫生服务"的重要讲话，提出"发展社区卫生服务是城市卫生服务体系的重大改革与结构调整"，"最终目的是在城市形成一个各级各类医疗机构布局合理、功能定位合理、更加经济有效,并能最大限度满足人民群众健康需求的卫生服务体系,改变大医院人满为患、基层医疗机构吃不饱的状况,以利于充分利用现有的卫生资源,控制医药费用的过快增长"。陈敏章部长作了《总结经验 深化改革 积极发展社区卫生服务》的讲话。1999年,卫生部、国家计委、教育部、民政部、财政部、人事部等10部委联合发布《关于发展城市社区卫生服务的若干意见》的文件,指出"社区卫生服务是为民办事实、办好事的德政民心工程,是维护社会稳定和促进国家长治久安的重大决策"。该文件制定了发展社区卫生服务的总体目标的基本原则,要求各地构筑面向21世纪的、适应社会主义初级阶段国情和社会主义市场经济体制的现代化城市卫生服务体系,到2000年,基本完成社区卫生服务的试点和扩大试点工作,部分城市应基本建成社区卫生服务体系的框架;到2005年,各地基本建成社区卫生服务体系的框架,部分城市建成较为完善的社区卫生服务体系;到2010年,在全国范围内,建成较为完善的社区卫生服务体系,成为卫生服务体系的重要组成部分,使城市居民能够享受到与经济社会发展水平相适应的卫生服务,提高人民健康水平。在社区卫生服务工作方面,2002年国家召开农村卫生工作会议,要求启动农村社区卫生服务工作;同时11部委联合发文,要求进一步发展社区卫生服务工作,尤其在机构和人员的"双招"方面,进行了政策方面的界定,为社区卫生服务的可持续发展创造了良好的政策环境氛围。2003年新年伊始,卫生部基妇司首先在北京召开会议,在对中国社区卫生服务总结的基础上,提出要在全国范围内进行社区卫生服务示范城区的创建工作,并制定了社区卫生服务示范城区的创建标准和创建日程,为进一步深层次发展社区卫生服务指明了方向。2006年国务院会议出台了1+9文件。2008年试点城市和综合改革,发改委正式公布新医改方案 。明确提出"大病进医院,健康进社区"概念。2011年正式出台公共11项卫生服务项目(2013年又增加了中医药健康服务)。2012年第二轮医改实施,重点还是社区卫生服务发展。

经过多年的谋划与运作,中国社区卫生服务在广度和深度方面都有了很大发展。北京市构架"政府领导,部门协调,街道搭台,卫生唱戏,社会参与"的社区卫生服务格局,积极探索、试点和推广适合老年健康保健服务的"社区医疗保健合同"制度。上海市在医疗、预防、保健、康复、健康教育、健康促进和健康管理等方面开展了数十种社区卫生服务形式,在为老年人建立健康档案的基础上,为老人提供了综合性、连续性和协调性的卫生保健服务,取得了明显的社会效益和经济效益。

二、国内部分城市关于家庭医生制度的探索

1. 深圳

2009年8月14日,深圳市卫生部门出台了《深圳市实施家庭医生责任制项目

试点工作方案》，据该市卫生部门有关负责人介绍，他们实行的家庭医生责任制是以家庭医生为责任主体、社区健康服务中心为技术依托、社区居民及其家庭的健康管理为工作内容、建立契约关系为服务形式的新型医疗保健服务模式。

家庭医生责任制的具体实施形式是由社区健康服务中心开展家庭医生签约服务，医务人员将帮助居民进行自主选择家庭医生、注册登记、选择个性化的服务项目并签订服务合同。拥有家庭医生的家庭，可以通过网络或电话注册登记，在预约的时间到社康中心看家庭医生，或者预约家庭医生上门服务。家庭医生将对所负责的家庭中的成员提供常见病、多发病的就诊服务以及合同内家庭重点保健人群（老人、儿童、孕妇和慢性病患者）的预防保健服务。根据合同条款提供常规体检服务及其他合同内规定的服务，比如用药咨询、健康咨询以及家庭功能咨询，对孕产妇、老人、慢性病患者、残疾人进行家访服务。此外，家庭医生还会为契约家庭成员提供医学专科的各级专家的转介、转诊服务。

据介绍，该方案将在深圳市每个区选择 2～3 个社区健康服务中心作为试点单位开始实施"家庭医生责任制"项目，届时市民可预约家庭医生上门服务。2010 年2 月将总结试点经验并在全市全面推广，预计到 2015 年，深圳市 80％的社区健康服务中心将开展家庭医生责任制，50％家庭签约拥有自家的家庭医生。

2. 北京

2010 年 9 月，北京市通州区卫生局社管中心在全区 19 所社区卫生服务中心全面宣传并推行家庭医生式服务工作。截至 9 月底，19 所社区卫生服务中心共安排 480 名医生、护士和防保人员，组成 127 个社区卫生服务团队，与 570 个村委会及社区居委会近 6 万户家庭建立了家庭医生服务关系。

目前，通州区各社区卫生服务中心正通过门诊诊疗、家庭访视、宣传教育、主题日活动等日常业务工作，将"家庭医生联系卡"及宣传资料发放至每一户家庭，让大家熟知自己的家庭医生。各社区卫生服务中心将以家庭保健员、知己管理患者、签约服务对象为重点，以点带面，逐步扩大团队的影响范围，并利用健康通手机、网络等各种现代化的沟通方式，计划将于 2012 年前与全区 31.47 万户家庭建立家庭医生服务关系。

3. 滨州

2008 年，滨州市在邹平县先行试点的基础上，在全市全面推行了家庭医生式保健服务。计划利用 3 年时间，实现"三个一"的工作目标。即为全市居民每个家庭"配备 1 名保健医生，建立 1 份健康档案，装备 1 个便携式保健包"。

其具体做法是：一是按照每位医生负责 200 户左右的家庭，实行划片包户责任制服务，为农村居民配备家庭医生，为村民建立健康档案，提供家庭医生式保健服务，在村务公示栏上公开公示；二是建立健康档案。统一健康档案内容、格式和编号。档案规范分类，包括 10 岁以下儿童、60 岁以上老人、残疾人、精神病人和慢性病病人等 12 项内容。在完成纸质档案基础上录入电脑，先后实现县级和市级联网，在相应范围内的医疗机构都可以查询网内患者的健康资料，为诊疗提供方便。家庭医生负责对 65 岁以上老人、育龄妇女、高血压和糖尿病等慢性病人、传染病、精神病和残疾人等定期随访，对儿童计划免疫及时告知提醒，及时补充档案内容等。家庭医生同时负责居民健康教育、传染病防治、卫生应急上报、协助卫生监督和新农合政策宣传指导等工作，并承担双向转诊任务。工作列入年度考核，与报酬挂钩；三是采取政府投资、社会捐助和群众自发购买等多种方式，为每一个家庭配置一个便携式健康保健包。包上印有服务内容、服务电话和服务承诺等内容。群众的病历、急救药品、日常用药、儿童预防接种证和新农合卡（证）等存放于包内，方便出诊时用于取药等，既符合环保要求，又是一种温馨提示，有利于提高群众的保健意识。

二、国内家庭医生制度试点探索的总结

综合国内部分城市对家庭医生制服务的探索，不难发现它们各有其特点，但由于开展时间较短，开展范围有限，对这些地区家庭医生制试点的效果还难以作出全面的评价。国内部分省市开展家庭医生制的主要做法如表 5-1 所示。

表 5-1　国内部分省市开展家庭医生制的主要做法和特点

项　　目	北京	深圳	滨州
试点时间	2010 年	2009 年	2008 年
试点范围	部分社区	部分社区	滨州市
服务对象	常住居民	常住居民	常住居民
签约制度	有	有	有
首诊制度	无	无	有
人员资质	全科医师	执业医师、大专以上、全科规范化培训	全科医师
签约人数	60000 户	800 家庭	200 户
预约就诊	有	有	有
转诊服务	有	有	有
上门服务	有	有	有
其他	计划将于 2012 年前与全区 31.47 万户家庭建立家庭医生服务关系	计划到 2015 年签订家庭医生服务合同的家庭比例达到 50%	医保政策支持家庭医生制开展

从上述比较中，不难发现有两类做法：

（1）建立在自愿签约基础上的家庭医生制，如北京、滨州的家庭医生制模式比较类似，均是建立在社区卫生服务"分片包干、团队合作、责任到人"基础上，形成以"契约式"、"全科医师团队式服务"为特点的服务模式。这类模式对现有政策的突破不大，更多的是现有全科团队服务模式的进一步深化。

（2）建立社区首诊基础上的家庭医生制，以深圳为代表。这项制度的主要内容是：参保职工就近选择一家试点社区卫生服务机构作为自己的门诊定点医疗单位，并选择一名具备相应资质的医生作为本人及其其家庭成员的家庭医生联系人，按照平等自愿的原则双方签约。社区卫生服务机构和家庭医生联系人应对签约参保职工及其家庭提供免收挂号费和诊查费、建立家庭健康档案、健康体检、出巡诊等服务，同时签约参保人及其家庭成员在社区首诊可以享受以下优惠政策：①通过社区转诊住院治疗的，其统筹起付标准减半执行；②起付标准以上 2 万元以下的医疗费个人自负比例减少两个百分点；③签约的门诊大病参保患者，以及社区老年医疗护理患者，乙类药品自付比例减少 10%。

第三节　上海市家庭医生制度的构建

一、上海市家庭医生制度的内涵界定

国内和国际上并没有关于家庭医生制度的统一概念界定，虽然之前有家庭医生责任制度或家庭医生制服务的概念，然而这些概念并不等同于家庭医生制度。家庭医生责任制是一项基本的医疗服务模式，而家庭医生制度则囊括了家庭医生体系建设和政策制订两大部分，其内涵建设相对于家庭医生责任制则更加广泛和系统。

根据美国家庭医学会的解释，所谓家庭医生是其提供的医疗服务是综合性的，即对家庭成员中所有的人，无论其年龄、性别、病变的器官或疾病的种类，都始终负有医疗上的责任。家庭医生制度要以全科医生为主要载体、社区为范围、家庭为单位、全面健康管理为目标，通过契约服务的形式，为家庭及其每个成员提供连续、安全、有效、适宜的综合医疗卫生服务和健康管理服务。它的服务特点是负责本地区内所有签约居民的医疗保健工作，其实质是属于初级医疗卫生服务的一种形式。完整的家庭医生制度应该包括家庭医生的资质、标准化的服务流程和服务模式、通畅的双向转诊制度、服务质量监督体系、绩效考核评价体系、稳定的经费保障体系，以及一些配套政策的支持，如医保政策、信息化等，此外就是相关部门的密切配合，如卫生、民政、医保、残联等。只有将众多的资源整合在一起并发挥各自的优势，才能解决服务对象由于信息、知识的不对称而产生的看病难、看病贵问题，从而使医

疗资源能够得到合理利用,体现出家庭医生是居民健康和医疗费用的"守门人"作用。

二、上海市家庭医生制度的指导思想

根据国家和上海市医改文件精神,努力探索和创新社区卫生服务模式,以实施健康管理为抓手,以促进居民健康为目标,依照"先行先试、渐进推广、平稳过渡、各方满意"的原则,兼顾居民的现实需求与医疗服务的现有提供能力,探索建立梯度有序、上下联动、运行高效的初级医疗卫生服务体系,为进一步全面推行家庭医生制度提供政策建议和奠定基础。

三、上海市家庭医生制度的实施原则

1. 突出一个核心

以居民健康管理为核心,坚持以人为本,以维护和促进居民健康为目标,以家庭医生团队为依托,依靠现代科学技术,为居民提供全过程、连续的的健康管理。

2. 强调签约服务

就是社区卫生服务机构要和社区居民实施签约制度。

3. 按照自愿的原则

居民与家庭医生团队签订服务协议,以提供签约服务为手段,家庭医生团队根据协议为家庭所有成员提供基本医疗服务和健康管理服务。

4. 注重多种方式

在属地化管理的基础上,通过电话、网络、随访等方式提供服务预约、健康咨询、上门服务等多种形式的服务,同时不断规范和完善家庭医生服务的内容和流程。

5. 加强政策支持

以政策引导支持为保障,不断健全政府主导、部门协作、社会参与的工作机制,不断明晰社区首诊、双向转诊、上下联动的工作方式,不断完善政府财政投入、基本医疗保障、卫生信息化、人才培养等相关配套政策,为家庭医生制度的顺利实施保驾护航。

6. 科学绩效考核

要在试点和实践中不断的评估、总结、提高,加强成本核算和效益分析,构建科学合理的绩效考核评价体系,体现医务工作者的劳务价值,不断提升医务人员的工作积极性和广大居民的就医满意度。

7. 健康可持续发展

家庭医生制度是社区卫生服务发展的较高级形式,它对深化医药卫生体制改革具有重要意义，对全面提升健康水平和控制卫生经费的不合理增长有支撑作用。因此，健康可持续发展显得非常重要。

四、上海市家庭医生制度的服务框架

在该框架体系下，上海市实施的家庭医生制度首先要求社区居民凭身份证或医保卡等有效证件到所在街道（镇）居委会、社区卫生服务中心（站）办理签约手续，然后获得自己的家庭医生。通过电话、网络等方式预约自己的家庭医生，以获得基本医疗卫生服务。社区居民可以请家庭医生上门服务，也可以自己直接到社区卫生服务中心进行治疗、康复。社区居民还可以通过家庭医生进行双向转诊，但需要由家庭医生开具转诊证明（同时家庭医生还提供上级医院的预约服务），待到康复时，回到家庭医生处进行医疗费用的结算。如果患者遇到了紧急的疾病，则可以直接到就近的任何一家医院挂急诊，诊疗结束后到家庭医生处办理医疗费用结算。如果社区居民经家庭医生转诊后在二三级医院治疗，待病情稳定后，由二三级医院的医生将患者转回社区卫生服务中心或家里进行康复，此时家庭医生承担着康复期的医疗看护。在这个家庭医生制度框架下，家庭医生及其团队定期不定期地开展健康教育活动，提高社区居民的健康管理意识。但是，在签约过程中，权利和义务是对等的，在实施家庭医生制度的过程中，家庭医生给社区居民的健康管理和基本医疗服务需求提供了便捷，家庭医生的权利是双向转诊、提供服务等，义务是提高社区居民的健康水平、控制医疗费用的不合理增长。而居民的权利是接受家庭医生的服务、配合家庭医生的诊疗和护理，其义务是在社区家庭医生处进行首诊、与医生共享自己的信息。鉴于上海市民目前是自由就医的现状，完全的实施定点医疗和社区首诊还做不到，因此应该通过优惠措施等，逐渐引导社区居民到家庭医生处首诊。

五、上海市家庭医生制度的实施流程和功能

(一) 服务对象

上海市实施的家庭医生制度，要以各区县辖区内的常住人群作为家庭医生的主要服务对象。通过自愿签约提供服务，签约居民及其家庭成员均能利用家庭医生服务。对于人户分离的上海市居民，其可以在当前的工作地、居住地或户籍所在地自愿选择自己的家庭医生，对于流动人口、外来从业人员，鼓励其在自己的居住地就近选择家庭医生。社区卫生服务中心、家庭医生要通过积极宣传、引导居民自愿签约，各大型综合性医院、专科医院要加大对社区卫生服务中心、家庭医生的技术支持力度，各相关的行政部门要通过优惠的政策鼓励居民签约，并在社区首诊。要积极利用现代互联网信息技术，以居民身份证号码作为唯一识别码，限服务对象

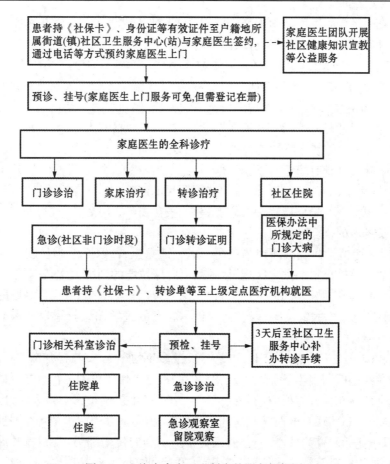

图 5-1　上海市家庭医生制度的服务框架图

在全市范围内仅选择一名家庭医生。

(二) 服务主体

1. 关于家庭医生资质问题的探讨

根据国内外对家庭医生制度的实践来看,家庭医生应该能够向其注册的病人提供从出生到死亡全过程的基本医疗卫生服务,包括常见病与多发病的诊断和治疗、医疗保健、传染病预防监测、健康教育、慢性病管理、病人转诊等项内容,这项工作需要家庭医生具备较高的专业素质和较长的从业经验。在英国,要成为GP,至少需要经过9年的教育培训。首先要经过至少5年医学院校的学习,毕业后经过一年临床实践就可以向英国医学会申请注册成为医生,注册医生至少还需经过3年临床培训,一部分时间在医院临床实践;另一部分在有教学经验的高年资GP诊所学习,最后要通过皇家全科医生学院考试。在美国,系统、科学、严格的培训体系保证了家庭医生的素质。学生高中毕业后不能直接考取医学院校，而要先完成理工类本科的 4 年本科学习，为考取医学院校做准备。然后，再经过 4 年制的医学学习拿到医学学士（MD）学位后，才有资格申请接受家庭医学的 3 年住院医师的规范化培训，培训结束后必须参加全国统考，考试合格后才能成为一名独立的家庭医生，但每 7 年还要接受一次大型的资格考试，以确保知识的不断更新。

总的来说，国外全科医学（家庭医学）教育一般包括三大部分内容。

（1）医学生的家庭医学学科教育。在美国、加拿大、英国等许多国家，几乎所有的医学院校都设有家庭医学教学部门，主要负责为在校本科医学生开设家庭医学课程，同时承担家庭医学住院医师训练项目的组织、指导与教学工作，家庭医学学科教育包括一些必修课程和选修课程，一般在临床实习后期开设，并提供在家庭医疗诊所见习的机会。

（2）家庭医学住院医师训练项目。国外建立全科/家庭医学住院医师训练项目的目的是培养合格的家庭医生，该项目以临床技能的训练为主，着重于培养家庭医生解决社区常见健康问题的能力，训练场所包括教学医院和社区家庭医疗诊所。

（3）家庭医生的继续医学教育，以使得自己的医学知识与医学技术的发展保持同步。

在我国，自 20 世纪 80 年代末以来，经过多年的宣传、交流、研究、发展之后，全科医学在我国医药卫生事业改革与发展中的地位与作用得到了社会各界的一致首肯。卫生部在充分调查研究的基础上，于 2000 年年初颁布了一系列文件，文件中指出：要充分利用现有的医学教育和卫生资源，构建适合中国国情的全科医学教育体系，以毕业后教育为核心，当前要以资格培训和岗位培训为重，积极开展继续医学教育，加快全科医学人才培养。2000 年开始，北京、上海等地启动了全科医师规范化培训和岗位培训，全国 20 多个省市相继开展了全科医学教育师资培训工作，国家级全科医学培训中心在首都医科大学成立，逐步形成了以国家级培训中心为龙头、省级培训中心为骨干的全国全科医学培训网络。现阶段，我国全科医生的培养包括毕业后教育、岗位培训（转型教育）、成人学历教育、学历教育和继续教育等几种模式。但与需求和期望相比，发展仍然较慢，截至 2010 年 12 月，全国 128 所开设临床医学专业本科生教育的高等院校中，约一半（63 所）院校开始了全科医学课程，其中只有 28 所院校为必修或必选课程，12 所院校开展了社区实践课，平均 4 个学时。而开始招收全科医学研究生的院校，目前仅有复旦大学、首都医科大学、重庆医科大学、浙江大学、南京中医药大学、山东中医药大学等数家高校。

真正优秀的家庭医生应该是一个"五星级"的家庭医师——医疗者、管理者、教育者、协调者、代理者。并且，从今后的发展趋势来看，全科医学作为一个独立的医学专业，社会对其需求还会进一步增加，最理想的培养模式应该是形成一个具有前—中—后的贯通式的连续培养模式,但又考虑到我国的实际情况,在目前阶段的培养中,还是应该采取多渠道、宽途径、分层次的培养模式。

多渠道:一方面要吸引接受过严格医学教育的医学生在取得本科学历后选择成为全科医师并经过规范化的全科医师培训,取得合格证书,获得全科主治医师任职资格;另一方面也要对原先从事基层医疗工作的人员进行相关知识的脱产或半脱产的转型培训,使他们获得从业资质。

宽途径:一方面要在高等医学院校设立与全科医学有关的必修课和选修课,使医学生了解全科医学的思想、内容及全科医生的工作任务和方式,为将来成为全科医生或专科医生打下基础;另一方面要在毕业后开展继续教育,通过多种形式,讲授全科医学领域新知识、新理论、新方法和新技术,不断提高技术水平和服务质量,同时要采用有效手段确保学习并非流于形式。

分层次:一方面要提高全科医生的学历层次,在有条件的高等院校设立全科医学硕士点、博士点,对通过全科医师规范化培训并表现优秀的学员允许其按照有关规定申请专业学位;另一方面为适应我国广大农村群众对家庭医生和全科医学的需求,应对原有乡村医生进行培训和认定,并由医学院校定点定向为这些地区培养中专、大专等学历的全科医学从业人员,使他们更好地服务一方。

2. 上海市居民对家庭医生认识的探讨

2011年4月,在上海市的医改文件出台前夕,为了解市民对本轮医改的关注度及对"医疗联合体"、"家庭医生"、"社区医院首诊制"等医改措施的支持度,上海市统计局社情民意调查中心开展了一次电话调查。调查结果发现,有75.4%的受访市民对家庭医生制度表示赞同,认为家庭医生对自己的健康状况比较了解,可以提出专业性的意见,有助于自己的身体健康;仅10.5%对家庭医生制度不看好,原因是对家庭医生的医术没有信心,其中很多人表示,如果家庭医生的医术有提高的话,这项制度还是很好的。可以说,经过2年多的家庭医生制度试点服务,广大市民对家庭医生制度的服务内容、服务形式等方面有了大致的了解,实实在在地体会到了家庭医生制度建立后给自己带来的便利,如当家庭成员有病的时候可以打电话听取医生的意见,或者请医生进行上门服务,甚至可以在看病之前了解该去什么医院和找哪位医生看病,或者通过家庭医生进行转诊。同年8月,国家统计局上海调查总队公布了上海市社区养老服务满意度及需求调查报告。调查报告表明,社区养老服务需求多样,健康保健成为老年群体的首要需求,逾半数受访者很需要家庭病床,46.7%的受访者表示很需要家庭医生,其中中心城区老年人对家庭医生更有认同感,有52.1%的受访者表示很需要。结果显示,家庭医生制度受到了老年群体的欢迎,同时,急诊联络、上门诊疗等服务也获得老年群体的欢迎,需求量不断增加。因此,家庭医生制度的建立,使得居民不仅能够在家里享受到家庭医生的专业指导,同时也起到了合理分配医疗资源和合理利用有限医疗资源的作用给广大市民带来了切实的实惠,并且,随着上海市社会老龄化程度的加剧和生活水平的不断提高,市民越来越关注自己的身体健康,这些都成为广大市民主动去了解和认识家庭医生制度,进而欢迎家庭医生制度的原因。但同时一些市民的担心也正是我们在推广和实施家庭医生制度所需要注意的,上海的家庭医生制度应该建立在提高广大社区医院医生的医术和素养的基础上,并且还有很多机制、体制上的问题需要我们进行细化,审慎研究,稳步推行,不能追求形式和急于求成。

3. 医务人员对家庭医生资质的研究

在上海市进行家庭医生制度的试点伊始,上海市卫生局制定了《关于本市开展家庭医生制服务试点工作的指导意见》,在这个指导性的文件中,对家庭医生的资质进行了限定,明确规定了家庭医生原则上由具有全科主治医师资质的人员为主体,应具有良好的专业素养和人际沟通能力。试点阶段,相关区县可根据辖区内实际情况对该标准进行适当调整,但仍需同时具备下列2个基本条件:①注册全科医师(包括中医全科医师);②具有3年以上临床诊疗工作经历。

作者在研究中发现,医务人员认为家庭医生应该由31～50岁之间、具备大学(含专科)学历和初级或中级职称、从业在5年以上的基层医疗卫生服务人员来担当。这样的调查结果,与国外关于家庭医生的培养历程基本吻合,如学历水平、年龄、工作年限等。但是,限于目前上海市家庭医生的数量及培养规模,家庭医生制度的服务主体原则上由具有全科主治医师资质的人员为主体,要求的具体条件可参照上海市卫生局在《关于本市开展家庭医生制服务试点工作的指导意见》的具体任职要求。待到条件成熟时,家庭医生应该由经过住院医师规范化培训的、具备良好的专业素质和人际沟通能力的、熟悉相关医疗卫生法律、拥有简单的涉外知识的医生来担当,并且家庭医生可以根据自己的工作需要,自行选择具备相应从医资质的人员组建以自己为法人代表的工作团队。在家庭医生制度施行初期,国外关于家庭医生的资质认定与培养,对于我们构建上海市家庭医生制度的工作来说,还是具有一定的借鉴意义的。

4. 关于家庭医生培养的建议

虽然,国外关于家庭医生的资质认定与培养,对于上海市构建家庭医生制度具有一定的借鉴意义,但要培养本土的家庭医生还需要从我们的实际出发。因此,研究团队又从医务人员的角度出发,对家庭医生应该提供的服务项目、家庭医生的需求,甚至家庭医生的满意度等方面进行了调查,以便我们在培养、使用家庭医生的过程中更具有针对性。在家庭医生需提供的服务项目方面,医务人员认为,家庭医生要提供基本医疗服务项目、提供公共卫生服务项目(包括预防保健、医疗护理、健康咨询、康复指导、计划免疫、计划生育技术指导等)、提供家庭健康管理(包括家庭健康档案建立、风险因素评估、风险因素干预等），这三个方面的比例很高，这样的调查结果也与我们对居民的需求调查结果基本吻合。只有医务人员的愿意提供的服务与居民的需求相吻合时，医患双方才有实现无缝隙对接的可能。但是，医务人员的提供医疗服务的能力也至关重要，毕竟健康对于任何一个人来说都是无价的。在对家庭医生培养的过程中，在理论需求方面，要成为一个家庭医生，选择需要尽可能的再补充关于基本医疗、公共卫生、家庭健康理论等方面知识的医务人员比例较高；在技能需求方面，现有医务人员认为检验技术、心电图操作技术、B超操作技术、中医适宜技术、家庭健康管理技术以及急救技术等对家庭医生来说是比较重要的；在其他相关理论和技能方面，医务人员家庭医生要具备较高的综合素质，需要具备一些基本的家庭医生法律理论和技能需求、家庭医生沟通理论和技能需求、家庭医生社交礼仪理论和技能、家庭医生信息网络理论和技能以及家庭医生英语理论和技能等，所有这些理论和技能的需求，需要引起相关培训部门和主管部门的注意。

　　根据相关的激励理论，研究团队对家庭医生的综合需求也进行了调查，调查结果发现，医务人员认为家庭医生应该有着较高的社会地位，对新的医疗技术的学习、经济待遇等方面的需求对家庭医生来说也非常重要。该调研结果的出现，在研究团队看来并不偶然，与其说这是反映了家庭医生比较看重的需求，实际上是医务人员自身需求的一种折射。另外，从医务人员综合满意度的调查结果也可以看出一些端倪，调查结果发现，抽样区不同年龄阶层的医务人员普遍对现行卫生政策的满意度、执业的社会环境和工作环境、个人发展等方面表示一般的比例较高，但是随着年龄的增长，医务人员对执业的社会环境满意度比例更是趋低。在工作环境的满意度方面，职称高的医务人员对工作环境的满意度反而较低。从医务人员综合综合满意度方面看，不同年龄组之间的差异有统计学意义，21～30岁的人满意度较高；在学历水平上，具有高中学历的人的满意度最高；在职称方面，职称高的人的满意度相对较低；在工作年限方面，工作年限长的人的满意度不高，并且具有统计学上的显著差异。

　　所有这些都需要我们在培养家庭医生的过程中格外注意。首先，家庭医生（或全科医生）在服务对象、服务内容等方面均与专科医生有较大差异，其在学历学习阶段内容上就应该强调其特异性。然而现有的家庭医生大多是从专科医生培养的模式中转化而来，要学习补充的知识点较多，且思想认识的转变更非一朝一夕，故建议在医学院校开设家庭医生系或全科医生系，培养专业思想稳定、专业素质过硬的家庭医生；其次，应逐步建立家庭医生的执业资格准入门槛，只有通过统一的考核后，方能使具有专业知识和家庭健康服务理念的人员取得从事该职业的资格；第三，要制定相关政策鼓励家庭医生保持知识的更新。家庭医生的基本技能和相关知识与能力应由主管部门定期进行培训和统一考核，可以是继续教育形式的学历提升，也可以是非学历教育的知识点补充。同时，要鼓励家庭医生利用业余时间进行相应技能的学习，如营养师、心理咨询师、健康管理师等，相关主管机构要对其提供一定的物质和精神上的保障和鼓励；第四，要给家庭医生的职业发展留足空间，要建立起相应于家庭医生队伍的职称系列、学术交流、科研创新等氛围，这不仅是家庭医生个人地位与身份的象征，更是为广大基层在职医生指明了自身发展与提高的方向。目前，卫生部已有关于全科医生职称系列，但还缺乏相应可操作的政策与文件，北京和上海现行的规定是全科医生可以按全科医士、全科医师、全科主治医师、全科副主任医师、全科主任医师五个等级，逐级晋升，这对家庭医生职称序列的建立具有一定的参考意义。

（三）服务内容

上海市家庭医生提供的服务内容应该紧密结合居民的基本医疗需求和医务人员的服务提供能力来确定，做到两者相互匹配。结合上海市实际，笔者对上海市家庭医生所应该提供的服务内容进行了研究。

重点是健康管理、健康服务、健康关怀3大类。健康管理人群，针对社区65岁以上老年人、孕产妇、0～6岁儿童、残障人士及慢性病患者等重点人群，做到全面覆盖；健康服务人群，针对健康管理人群的家庭成员及对社区卫生服务相对依从性较高的人群；健康关怀人群，针对社区全人群中除健康管理和健康服务人群外的其他社区居民。

六、支撑政策

（一）建立签约基础

从主动为每个居委（村委）配备家庭医生，逐步发展到为每个家庭配备家庭医生，最终实现全覆盖的基础上，由居民就近自主选择家庭医生。

现阶段，居民与家庭医生签约，主要可以获得以下7项优惠服务：一是由家庭医生对签约居民的健康状况进行评估，制定有针对性的健康管理方案，长期跟踪评价居民的健康状况，并提供针对性的建议和服务；二是可通过预约方式优先获得家庭医生门诊服务；三是可通过家庭医生绿色转诊通道优先转诊至上级医疗机构，帮助预约会诊专家，提供医学背景资料，提高会诊效果；四是可利用家庭医生所在社区卫生服务中心的健康咨询热线、网络咨询平台等多种途径，获得家庭医生健康咨询服务；五是在家庭医生指导下，签约慢性病居民可在一次配药量、配药种类上享有更便捷的政策；六是对确有需求并符合要求的签约居民，可优先建立家庭病床；七是对65岁以上签约老人，可优先享有更多项目的免费健康筛查，并由家庭医生根据筛查结果制定并实施后续干预指导方案。总之,与家庭医生签约,相当于多了一个"医生朋友"和"健康顾问",遇到健康问题了可以先找这个"医生朋友"和"健康顾问"寻求帮助,将帮助签约居民热心解答、出谋划策、直接提供服务或者转往其他医疗机构。

(二) 构建首诊基础

通过相关配套政策措施引导与基本医疗保险制度的调整,逐步实现居民选择在签约家庭医生处首诊的机制。现阶段主要采取的方式有:

(1) 落实签约优惠政策,吸引居民首诊,通过良好的服务,使居民主动优先利用家庭医生诊疗服务。

(2) 从医疗照顾需求较大的部分特定人群起步,落实本市医疗救助保障对象与家庭医生签约首诊的要求。随着相关配套政策的推进,社区首诊人群的范围逐步扩大。

(3) 逐步完善相关配套政策,逐步推动建立居民与家庭医生签约首诊、有序转诊机制;新农合继续坚持与完善首诊政策;研究完善医保配套政策措施,支持居民与家庭医生签约首诊。

(4) 畅通双向转诊渠道,本市将密切上级医疗机构与社区卫生服务中心关系,搭建市区统筹的转诊平台,要求市级医疗机构就诊、住院资源优先向家庭医生转诊患者开放,让居民切实感受到家庭医生处就诊、转诊是便捷且高效的。

(三) 夯实队伍基础

(1) 通过多种途径充实社区家庭医生队伍,一方面加大对全科医生的招生与培养力度,源源不断地补充"新鲜血液";另一方面,研究鼓励吸引在岗及退休临床医生到社区卫生服务中心担任家庭医生的路径和办法,力求"盘活存量"。

(2) 建设社区教学基地,将一批符合条件的社区卫生服务中心打造成本市住院医师规范化培训社区教学基地,全面提升社区卫生服务中心的"医教研"水平。

(3) 开展家庭医生骨干能力培训,每年组织对在岗家庭医生及团队成员开展涵盖临床技能与健康管理技能的培训,定期选派优秀骨干人员赴境外接受培训,打造一批家庭医生骨干。

(四) 完善服务模式

1. 丰富与规范家庭医生健康管理内涵

一是建立与完善基于电子病历的居民健康档案,逐步让上海每一位居民都有一份动态更新的电子健康档案,重点加强疾病的高危筛查与早期发现;二是将基本医疗与基本公共卫生服务进行有机整合,根据居民与家庭不同的健康需求,提供有针对性的服务;三是家庭医生积极参与、指导居民自我健康管理小组活动,提高居民健康意识、健康知识与自我保健能力。

2. 优化家庭医生团队服务形式

一是优化建立以家庭医生为核心、社区护士、公卫医师、助理、志愿者等其他辅助人员为成员的家庭医生服务团队,在这个团队中突出家庭医生的核心地位,从而达到整合任务、提高效率的目标;二是在社区卫生服务中心内形成若干个辅助部门,成为家庭医生实施有效分诊和技术支撑的重要平台;三是鼓励各区县利用社区卫生服务站、村卫生室以及全科门诊等资源,以家庭医生工作室的形式,成为家庭医生团队面向居民的窗口与服务的落脚点,同时引入竞争机制。

(五) 健全支撑机制

(1) 协同推进机制,建立卫生部门与发改委、人保局、医保办、财政局、各区县政府等各部门共同推进的工作机制。

(2) 技术支撑机制,要求各二三级医疗机构定期下派专家至社区卫生服务中心开展业务指导、培训与把关,定期接收家庭医生及团队成员进行有针对性的轮岗进修;各区县以二三级医疗机构为依托,建立区域内的影像、诊断技术支持中心。

(3) 信息支撑机制,凸显规范化电子健康档案在家庭医生服务过程中的后台支撑功能。开发家庭医生对外信息化服务平台,使居民利用信息化手段可以便捷地与家庭医生签约、预约家庭医生服务、在线健康咨询等。

(4) 考核激励机制,进一步突出"公益性"、"质量提升"与"健康绩效",通过考核来确保家庭医生服务的主动性与公益性。同时,出台家庭医生队伍建设的倾斜政策,在待遇、晋升、发展等方面要研究制定具体的倾斜政策。

(5) 基本医疗保险支付机制,本市新农合已在部分区县开展与家庭医生制度相配套的支付方式改革,引导家庭医生合理使用医疗费用。本市将在新农合推广支付方式改革,市医保部门也正在加紧研究探索城保与居保支持家庭医生制度的政策。

第六章 中国医患关系解决的途径之三：社区健康管理模式构建和实施

根据新医改提出社区是"健康守门人"的要求，根据"健康中国2010"的战略，为切实改善医患关系。我们提出社区健康管理模式：以提高人民群众健康为目标，坚持政府主导，动员全社会参与，坚持预防为主，防治结合的方向，采用适宜技术，坚持中西医并重，以危害城乡居民健康的主要问题和健康危险因素为重点，通过健康促进和健康教育，努力促进人人健康。

第一节 概 论

一、社区健康管理定义

社区健康管理是基于管理理论和新健康理念对社区健康人群、疾病人群的健康危险因素进行全面监测、分析、评估、预测、预防、维护和发展个人和家庭技能的全过程。实施社区健康管理是变被动的疾病治疗为主动的健康管理质的飞跃。社区健康管理将健康管理的基地扎根社区，具有提高社会公平性、发扬社区能动性、最大力度解决民生问题的全方位优势。

二、社区健康管理的发展趋势

(一) 国际发展趋势

1. 萌芽期

1978年，WHO和联合国儿童基金会在哈萨克斯坦的阿拉木图召开了国际初级卫生保健会议(简称阿拉木图会议)。会议发表的《阿拉木图宣言》中明确指出：推行初级卫生保健(primary health care，简称PHC)是实现"2000年人人享有卫生保健"的战略目标的关键和基本途径。所以"2000年人人享有卫生保健"和"初级卫生保健"两者之间有内在关系，前者是全球卫生战略目标，后者是实现此战略目标的基本途径和基本策略。这是社区健康管理萌芽期。同时，美国密西根大学进行了功能社区的健康管理。

2. 形成期

1994年，西太区会员国批准了题为"健康新地平线"的政策框架。"健康新地平线"提出有关卫生政策的长远观点,旨在为制定和计划21世纪的未来政策方向起推动作用。它建议按三个方面来安排和调拨卫生资源。第一方面在于准备生命,即对付母亲的疾病、需求和危害,提高儿童生存,鼓励和支持健康的生活方式;第二方面在于保护中青年的生命,其重点是建立促进健康生活方式的国家政策和规划,改善营养状况,预防非传染性疾病并推迟其发生,预防残疾和开展康复活动,减少传染性和虫媒性疾病,促进健康的环境;第三方面在于提高老年人的生活质量,为此必须重视老年人的需要(急慢性疾病的护理、康复、缓解痛苦等等)。

随着老年人数量的增加,卫生服务部门必须采取新的对策。对老年人的未来卫生政策必须考虑疾病的多种原因,卫生部门在提供卫生服务时必须保持横向的联系和合作。

"健康新地平线"强调个人和社区对实行健康的生活和采取健康行动的责任,因此,它本身也是初级卫生保健思想的进一步发展。为了实现"健康新地平线"中提出的目标,除了依靠合理的国家卫生政策外,也需要有其他部门(如教育、建筑、经济计划和发展部门)的合作和支持。

3. 发展期

最具有代表性的是21世纪人人健康战略的总目标和具体指标。

(1) 总目标。①提高全体人民的期望寿命和生活质量;②改善国家间和国家内部的健康公平;③建立和完善使人人享有可持续发展的卫生保健体制与服务。

(2) 两项政策性目标来实现总目标。①使健康成为人类发展的核心;②发展可持续的卫生保健体制以期满足人民的需要;重要的问题在于认识健康不能脱离人类和社会的发展而孤立地发展。

人类发展的目的旨在使人民享有社会上和经济上过着富有成效生活所必需的健康水平,为此必须改善社会成员的生活条件和生活质量。良好的健康既是人类可持续发展的资源,又是发展的目标。以人为信心的发展思路,就是要求重视健康,没有良好的健康就不可能指望个人、家庭、社区和国家实现其社会和经济目标。

(3) 4项行动准则。①妥善处理制约健康的决定性因素;②在一切背景条件下促进健康;③调整部门的卫生政策;④将健康纳入可持续发展计划。

(二) 国内发展

1. 萌芽期

1997年,《中共中央、国务院关于卫生改革与发展的决定》做出了决定,要"改革城市卫生服务体系,积极发展社区卫生服务,逐步形成功能合理、方便群众的卫生服务网络"。这是中国社区健康管理的开始。

2. 形成期

国家劳动和社会保障部在2005年10月正式推出"健康管理师"这一新的职

业,说明我国政府已经意识到健康管理的重要性和必要性。同时对健康管理师专业的定义和人才资质标准进行了界定和描述,即健康管理师是能运用医学保健、营养保健、心理保健、运动康复、环境健康等相关专业知识,具备健康评估、健康指导、健康教育、健康服务的基本能力,可对个人、家庭、社会居民,进行健康咨询管理,以提高国民心身健康水平,促进我国健康事业发展的专业人才。

3. 发展期

2008 年提出"健康中国 2020"战略。该战略被认为是中国社区健康管理的发展期。该战略是一个分步实施的过程,具体分三步走。第一步到 2010 年,建成覆盖城乡居民基本卫生保健制度的框架,使我国进入实施全民基本卫生保健国家的行列。这在国务院批转的《卫生事业发展十一五规划纲要》中已得到充分体现。第二步,到 2015 年,使我国医疗卫生服务和保健水平进入发展中国家的前列。第三步,到 2020 年,保持我国在发展中国家前列的地位,东部地区的城乡和中西部的部分城乡接近或达到中等发达国家的水平。

三、社区健康管理的意义

(1) 发展社区健康管理是全面建设小康社会、坚持党的基本路线和改革开放的方针政策,坚持全心全意为人民服务宗旨的具体体现。因为只有做好健康管理,政府的责任才能尽到,社会才会和谐,经济才会发展,人民方能安居乐业。

(2) 健康管理是从上游解决民众"看病贵、看病难"问题的最有效办法和举措。慢性病威胁和医疗负担加重是引发当前健康管理"热潮"的直接原因和最大需求。只有实施战略前移(从疾病发生的"上游"入手,即对疾病发生的危险因素实行有效地控制与管理,从以病人为中心转向健康/亚健康人群为中心)和重心下移(即将卫生防病工作的重点放在社区、农村和家庭),才是解决民众"看病贵、看病难"问题的最有效办法和举措。

(3) 健康管理增强企业核心竞争力。企业健康管理能降低企业总医疗保健费用。美国的企业健康管理经验表明:健康管理对于任何企业及个人都有这样一个秘密,即 90% 和 10%。具体地说就是 90% 的个人和企业通过健康管理后,医疗费用降到原来的 10%。企业健康管理能大大减少员工因患病或健康事假而带来的间接经济损失。企业健康管理是一项吸引优秀员工的福利项目。

(4) 发展社区健康管理是社区群众越来越迫切的需要。WHO 认为所有就诊病人中,只有 10% 左右的患者需要专科医生诊治,而人群中 80%～90% 以上的基本健康问题,可以通过以训练有素的全科医生和社区健康管理师为骨干的社区卫生服务工作人员来解决。

(5) 发展社区健康管理有利于适应疾病谱改变的需要。卫生部曾经公布的全国城乡调查数据显示：恶性肿瘤、脑血管病、心脏病、呼吸系病、损伤及中毒、内分泌营养和代谢疾病、消化系病、泌尿生殖系病、神经系病、精神障碍等发病率均比上一年度大幅度上升。世界卫生组织发布的健康公式（健康＝15％遗传＋10％社会因素＋8％医疗＋7％气候因素＋60％生活方式）也明确显示，影响健康的主要因素是生活方式，而生活方式不当引起的疾病是可以通过健康管理有效地预防的。

四、社区健康管理的目的

（1）针对医疗保健在职人员和医政管理人员的知识更新、服务扩展与能力提升进行培训，包括现代健康管理概念与内涵、技术与标准等。培训应严格遵循相关规定与指南，突出新颖性、专业性与实用性。

（2）针对健康管理（体检）机构人员上岗、转岗、跨岗的职业技能规范化培训，包括健康管理相关概念、技术、技能、标准、流程、模式等。培训要严格按照健康管理师国家职业标准，突出职业资质、职业技能、职业服务与职业活动能力。

（3）针对公众及家庭健康服务者的多样化需求培训，包括健康理念、健康意识、健康知识、健康技能等健康自我管理能力。培训者要遵循职业道德，严格培训资质，突出科学性、可及性、实用性及有效性。

（4）转变服务理念，创新服务模式。医院设置的体检中心要逐渐由传统的辨病体检向健康体检转变，由单一的健康体检服务向体检、评估、干预和跟踪的一体化综合健康管理服务转变，实现健康体检中心向健康管理科的过渡。有条件的医院要由疾病诊治为主向既诊治疾病又防控疾病双向服务转变。积极创新基于医院/疗养院的健康管理医学服务模式与路径。

（5）突出学科内涵建设，完善服务提供。要十分重视科研与学术、人才与技术、设备与设施、标准与规范等内涵建设。努力构建健康管理信息化服务平台，积极推广适宜技术与产品应用，逐步完善院前、院中、院后全方位、一体化的 医学服务提供，构建医院与社区区域化的健康管理医学服务共同体，提升医院/疗养院的综合服务能力。

（6）规范质量控制流程，提高服务能力与效率。严格执行卫生行政部门《健康体检管理暂行规定》及《体检基本项目目录》，针对不同群体或个体的健康管理需求，科学设计健康检测/监测项目与流程，通过健康注册建立健康管理档案；通过过程控制提高服务质量；通过信息技术手段的应用提高服务效率；通过培训与严格技术标准及规范，提高服务能力与水平。

（7）城市社区。针对不同地域特点与经济社会发展状况，以预防控制社区慢病及其风险因素流行为目标，通过规范实施健康教育与促进、个体健康咨询与指导、生活方式改善、非药物干预等健康管理医学服务项目，来提高社区人群高血压、糖尿病、冠心病、骨质疏松等慢性非传染性疾病的知晓率、治疗率与控制率。

(8)功能社区。针对不同职业与环境特点,以节约健康劳动力资源,生产率可持续发展为目标,通过实施企业员工健康与生产力管理规划、个体健康自我管理培训项目、不良生活方式干预与健康促进等,来提高企业员工的健康素养与健康自我管理能力,有效防控慢病,降低疾病负担。

(9)新农合。认真贯彻"保基本、强基础、广覆盖、可持续"的新医改方针,从农村和农民的实际情况出发,积极探索新农合开展健康管理医学服务的模式与路径。重点针对当地自然环境、生活习惯、居住条件、文化风俗方面存在的健康风险因素,组织开展健康教育与宣传、环境与生活方式改善指导、健康普查、建档与常见病防治等;降低农民疾病负担,促进农民健康水平的提高。

(10)居家健康管理。根据不同家庭的健康服务需求,研究建立居家健康管理医学服务模式与实施路径,研发推广适宜技术与产品,建立家庭医疗救助绿色通道,完善服务内涵与服务提供。通过家庭健康管理服务提高家庭成员的生活生命质量,促进家庭健康服务产业化发展。

(11)老年颐养与健康管理。针对我国人口老龄化与老年抚养问题的严峻形势,研究探索适合我国老年人群特点与不同需求的健康管理模式与途径,如居家养老式健康管理、候鸟式健康颐养、旅游与健康疗养等模式与路径。

(12)高端人群健康管理。针对高端人群的健康需求,提供量身定制的健康管理医学服务内容与服务套餐。包括私密性健康信息管理;全面系统的健康检测/监测与评估;连续动态的专职保健与跟踪服务;个性化的健康解决方案与措施;及时提供人性化的就医绿色通道等。

(13)第三方健康管理医学服务。针对健康管理服务的市场化和产业化需求,主要由新兴的健康管理公司提供的商业性的健康管理医学服务。以健康服务信息化平台为依托,以慢病早期和康复期人群为对象,以俱乐部为组织形式,提供疾病防治与就医指导等服务。

第二节　社区健康管理研究内容

一、按照技术管理分类

(一)理论方面

是基于管理理论和新健康理念对社区健康人群、疾病人群的健康危险因素进行全面监测、分析、评估、预测、预防、维护和发展个人和家庭技能的全过程。实施社区健康管理是变被动的疾病治疗为主动的健康管理质的飞跃。社区健康管理将健康管理的基地扎根社区，具有提高社会公平性、发扬社区能动性、最大力度解决民生问题的全方位优势。

（二）技术方面

具体包括生物学技术、心理学技术（表格化技术）和社会学技术（表格化技术）。

（三）常用手段

1. 健康体检

尿常规 10 项：蛋白质（PRO）、葡萄糖（GLU）、胆红素（BIL）、尿胆原（URO）、酮体（KET）、亚硝酸盐（NIT）、白细胞（LEU）、尿比重（SG）、尿酸碱度（pH）、红细胞（EYR）。主要是判定有无泌尿系统疾病和糖尿病、急慢性肾病、肾炎等。间接检查与肾脏无关的代谢障碍或疾病。检查有无胆道阻塞等疾病、结石等疾病。

便常规及潜血（性状、颜色、红细胞、白细胞、试验、虫卵　主要是检查消化系统功能状态，早期发现消化道疾病如：胃、肠炎症、消化不良、肿瘤、溃疡等；间接判断其他系统疾病；发现消化道有无寄生虫。）

血糖（空腹血糖　有无糖尿病及是否低血糖；筛检糖尿病最基本的方法。）

尿酸（空腹尿酸　主要检查糖尿病、肾炎、铅中毒、副甲状腺机能亢进等尿酸会偏高。）

乙肝表面抗原（HbsAg 是否乙肝病毒携带者。）

B超（肝、胆、胰、脾、肾　检查腹部器官有早期无占位性疾病、肝胆慢性病变、血管瘤、胰脏等器官病变及肿瘤。脂肪肝、肝硬化、肝胆结石等疾病。）

2. 日常监护

头晕头痛。如果清晨醒来，头脑仍是昏昏沉沉，头晕头痛，可能是高血压或脑动脉开始硬化的迹象。

胸闷气喘。如果在安静的状态下总感到胸闷、胸堵或心悸怔忡，胸中突然蹦一下或停一下，或在上楼（3～5 层）以后心跳气喘半小时左右，有时还可能心脏停跳（即期外收缩），应及时到医院检查心脏。

食欲改变。因疲劳或感冒偶尔一两顿饭不想吃是可以理解的，如果超过一星期就应警惕了，胃部及消化系统其他器官（肝、肠）的肿瘤通常有这些症状。

进食不畅。如果进食发噎或需要辅助水咽食时，要引起重视。尤其是总发噎，并且愈来愈重，会是食管肿瘤的征兆，要及时去医院检查。

排便异常。正常人都有一定的大便习惯，如果两个月内排便的习惯发生了变化，时而便秘，时而腹泻，时而两三天才排一次便，有时却一天两三次或更多次排便，这是肠道功能紊乱的最早征象，必须进行检查。因大肠及直肠肿瘤，在早期就常有这类症状。

无因出血。痰、粪便、尿、鼻涕中出现血丝、血点、血块等，或突然出血，要引起警惕，及早就医。

3. 自我检查

血压、血糖、血脂、体重，心理行为，社会适应。

4. 远程监测

居民在家中，通过一组仪器进行血压、血氧、脉搏、心电图等 5 项指标的测试，测试后通过 4GSIM 卡将数据传输至后台数据库，后台数据库根据上传信息，交由专业医务人员诊断，并给予居民诊断结果及保健建议。

5. 风险评估

个体健康风险评估软件和家庭健康风险评估软件。综合性健康风险评估软件和单一性健康风险评估软件。

（四）其他健康管理设备

单一性健康管理设备和综合性健康管理设备。

（五）软件系统

软件系统包括《中医治未病功能性软件》、《健康危险因素风险评估系统》、《社区健康档案系统》、《家庭医生绩效评价》和有关其他软件系统。

二、按照项目管理

1. 膳食干预项目

（1）硬件。包括膳食宝塔模型和科学厨房模型。

（2）软件。饮食软件，包括糖尿病饮食等级软件。

（3）要求。

一日膳食中食物构成要多样化，各种营养素应品种齐全，包括供能食物，即蛋白质、脂肪及碳水化合物；非供能食物，即维生素、矿物质、微量元素及纤维素。粗细混食，荤素混食，合理搭配，从而能供给用膳食者必需的热能和各种营养素。

各种营养素必须满足儿童生长发育需要，不能过多，也不能过少。

营养素之间比例应适当。如蛋白质、脂肪、碳水化合物供热比例为 1∶2.5∶4，优质蛋白质应占蛋白质总量的 1/2～2/3，动物性蛋白质占 1/3。三餐供热比例为早餐占 30％左右，中餐占 40％左右，晚餐占 25％左右，午后点心占 5％～10％。

科学的加工烹调，食物经加工与烹调后应尽量减少营养素的损失，并提高消化吸收率

良好的用膳制度，一日三餐定时定量，且热能分配比例适宜，养成良好的饮食习惯。

食物对人体无毒无害,保证安全,食物不应含有对人体造成危害的各种有害因素,食物中的有害微生物,化学物质,农药残留,食品添加剂等应符合食品卫生国家标准的规定。

2. 运动干预项目

(1) 硬件。运动器械。

(2) 软件。运动软件,包括记录能量消耗的软件。

(3) 要求。

最轻运动:30 分钟持续消耗 90 千卡热量:散步、购物、做家务、打太极拳。

轻度运动:20 分钟持续消耗 90 千卡热量:跳交谊舞、做体操、平地骑车、打桌球。

中度运动:10 分钟持续消耗 90 千卡热量:爬山、平地慢跑、打羽毛球、上楼梯。

强度运动:5 分钟持续消耗 90 千卡热量:跳绳、游泳、举重、打篮球。

3. 体重控制项目

(1) 硬件。器械。

(2) 软件。体重控制软件。

(3) 要求。

养成每天量体重习惯:虽然看到磅秤上的指针纹风不动很叫人沮丧,但它能起到提醒与警惕作用。体重只要稍有上升,就能及时节制、调整饮食生活,以防上升。有研究显示,每天量体重者的减肥成效,是不常量体重者的两倍。

计算食物的热量:一般发胖的原因是热量摄取高于消耗量。了解食物的热量,计算、记录每天摄取的食物及热量,不但能作为追踪消耗量的依据,进食时亦能自我节制、或选择性的摄取,还能养成健康的饮食习惯。

衡量食物份量:买个小秤量食物份量,在家时多使用它。如此不但能避免超量,且习惯后在外用餐时,亦能目测食物份量,以免过量摄取。

计划三餐饮食:有个指标可循较为容易控制。虽然有时热量难免超过计划,但也必不至于太离谱。

少吃自助餐:尽量少吃自助餐,尤其是标榜无限量吃到饱的餐厅。若无法避免,盘子里尽量多放蔬菜水果类,仅留小空间放瘦肉或去皮鸡肉及全谷类。避免油炸食物。

拒绝诱惑:减肥最忌零食、点心及含糖饮料。外出用餐前先做好饮食控制,如先计划好要点的菜,或出门前先喝杯水,或饭前先喝汤水,填个半饱,以减少进食量。少逛西点面包店,太多诱惑了。用完餐立即离开餐桌,也不宜边看电视边用餐,以避免不知不觉中吃过量。

多吃易饱胀食物对抗饥饿:美食当前垂涎欲滴,饥饿更加难耐,什么减肥瘦身计划,先摆一边吧! 大快朵颐一番! 过瘾! 于是,惨了! 磅秤大震动。有调查显示,最能成功控制体重者,即是持续采取易饱胀感饮食者。如各类蔬果、全谷类、豆腐、瘦肉蛋白、蒟蒻、寒天等食后均能使胃产生饱胀感,而减少进食量。当然提防高甜度瓜果。

将乳制品列入饮食中:许多研究显示,每天饮用三份牛奶、优酪乳或乳酪,对减重及燃烧脂肪帮助大。对女性而言,乳制品还能提供钙质增健骨骼。

加长运动时间:专家建议每周运动 5 天、每次持续最少 30 分钟。运动时间越长,消耗热量越多,减重效果越好。

塑造肌肉:重量训练(即阻力训练)能增加肌肉,而肌肉代谢量为脂肪的 8 倍,即肌肉组织越多,越能消耗更多热量。尚未进行重量训练者,建议现在就将它加入课程中。已进行者,渐序增加训练的重量,持续自我挑战。

早餐不可不吃:许多减肥者误认为不吃早餐能减肥。研究显示,不吃早餐会改变大脑对食物的反应,认为你需要高热量食物,以致易促使你增加高热量食物摄取机率。如此不但妨碍减肥,且造成体重增加。

喝茶:实验发现茶叶萃取物能提高人体代谢率,有助于对抗肥胖。有专家在2000 年即发现无论喝乌龙茶、绿茶或红茶均能降低体内脂肪、腹部脂肪。然而茶会影响铁质吸收及增加钙质流失,适量为妥。饥饿时不宜饮茶,会增加胃酸,当然有胃疾者不宜多饮;睡前不宜饮茶,因咖啡因会影响入睡,且茶碱有利尿作用,会造成夜尿过多,影响睡眠。

绝不放弃:过程中难免会一时放纵自己,如多吃块蛋糕或来顿大餐等。但许多人会借故而放弃,回复原来不健康的饮食习惯。犯个错没什么大不了,就算重蹈覆辙也不是世界末日,还是能随时回到正轨继续下去,就是不要放弃。

4. 疾病管理项目

(1) 硬件。器械管理。

(2) 软件。移动软件管理。

(3) 要求。

如糖尿病管理项目和高血压管理项目。

5. 睡眠管理

(1) 硬件。睡眠管理器械。

(2) 软件。睡眠管理移动软件。

(3) 要求。

找出失眠的原因,切勿经常服用安眠药,摆脱对药物的依赖。

避免睡前用脑过度和激烈运动。

睡前按摩头部,有条件的可常敷活力再生发膜,可以促进头皮血液循环,迅速充氧,放松头皮神经、缓解头部压力。

当天的毒素当天清,睡前用美疗精油做个水疗 SPA,浸泡在 38~40℃的温水,可舒缓压力,轻松入眠。

保持饮食均衡:多摄取富含色胺酸(香蕉、海藻、大豆等)、维生素 B 群(花生、蔬菜等),及矿物质铁、铜、镁、钙的食物,可产生镇定神经的作用,使人平静放松;避免晚餐吃太饱,或吃高脂肪食物;尽量不吃宵夜,否则会延长消化时间。

6. 安全管理

(1) 硬件安全管理。安全管理器械。

(2) 软件。移动软件。

(3) 要求。

如职业安全管理和交通安全管理。

7. 压力管理

(1) 硬件。压力管理器械。

(2) 软件。压力管理移动软件。

(3) 要求。

主要包括:宣泄与转移、代偿与升华、幽默与放松、脱敏与满灌、希望与助人、暗示与安慰、理智与认知、阴阳与辩证。

8. 家庭和谐管理

(1) 硬件。家庭和谐管理器械。

(2) 软件。家庭和谐管理移动软件。

(3) 要求。

家庭是指在家庭社会文化系统内,其成员间具有相互滋润身心、共享时间、空间及金钱等资源的信诺(commitment)。健康家庭是指在其中每一个成员都能感受到家庭的凝聚力,能够提供足够滋润身心的内部和外部资源的家庭。它能够满足和承担个体的成长,维系个体面对生活中各种挑战的需要。

和谐家庭具有的特征:①角色关系的规律性及弹性;②个体在家庭中的自主性(individuation);③个体参与家庭内外活动的能动性;④开放以及坦诚的沟通;⑤支持和关心的温馨氛围;⑥促进成长的环境。

三、按照人群管理

(一) 老年慢性病健康关爱家园

1. 服务模式

(1)"家园"内设置"健康关爱室"、"专家指导室"、"中医关爱室"、"心理关爱室"、"康复咨询室"、"健康教育室"六个关爱小屋。

（2）聘请二、三级医疗机构的专家，联系医学院校、科研机构及企业，招募社区志愿者成立社区健康管理队伍，为慢性病患者和家属提供个体或群体的规范化、综合性管理。

（3）通过控制慢性病社会和个体风险，早诊断、早治疗，减少慢性病经济负担，形成慢性病信息化管理系统，规范开展慢性病综合监测、干预和评估，提高患者自我管理能力和家庭督导能力；优化社区慢性病患者的管理模式，建立以卫生服务为基础的便利而高效的社区卫生网络，有效分配和合理利用有限的资源，提高患者的生存质量。

（4）为社区慢性病患者进行连续性、互动性、形成成本效益、控制药品比例的慢性病管理，使慢性病的控制率得到提高，减少并发症的发生，节约医疗费用。

（5）整合各种社会资源和社区资源，提高慢性病患者的管理率、依从率，促进优质医疗服务的均等化，产生巨大的经济效益和社会效益。

2. 服务流程

（1）由健康管理队伍，结合居民的健康体检，直接获取居民的健康信息，并建立健康档案。

（2）利用健康危险因素风险评估等信息软件系统，为居民进行健康危险因素评估。

（3）开展健康咨询、知己健康管理、健康教育、心理咨询、简单健康体检等服务，同时融入中医药适宜技术，对患者进行定期随访、干预管理。

（4）患者根据自身的危险因素，以及"家园"获传授的相关知识和制定的管理方案，由家属监督慢性病患者进行居家的自我管理。

3. 健康管理服务内容

主要包括：专家专病讲座、咨询；慢性病患者饮食咨询；心理咨询；健康讲座；沙龙互动；中医体质测试、咨询；健康体检；知己管理；健康风险评估。

4. 健康教育项目内容

主要包括：健康教育讲座；专家健康咨询；沙龙互动；康复指导；发放健康教育资料；营养讲座；养生保健操。

5. 检测、健康教育设备

包括身高体重测量仪；心脑血管治疗仪；视力箱、指示棒、遮眼棒；脂肪测定仪；自动血压测量仪；全科医师宝典（中医体质辨识）；知己健康管理仪；远程心电仪；血糖仪；营养教学模具、人体模型。

6. 重要意义

（1）整合社会资源（二、三级医疗机构的专家、科研机构、企业）及社区资源（医务人员、社区志愿者、患者家属、患者）用于慢性病综合管理；提出具有针对性的指导意见，缓和了医患关系，发挥了社区居民健康"守门人"的作用。

（2）将二、三级医疗机构及科研机构的专家请到社区基层医疗机构，解决部分难治、难控的慢性病患者转诊不到位的问题，可以在社区得到适合该患者的个性化的管理方案；同时解决医疗机构分布不均，但服务均等问题。

（3）变全科医生按分组定期随访的模式，为系统的、连续的、全程的联动式综合管理模式。引入家属监督管理，改变分组管理中重"知、信"轻"行"的问题，真正地做到"知、信、行"，并做到规范化管理。

（4）通过建立"慢性病关爱家园"随访管理，改变以往的上门随访管理，变"我要管理"为"要我管理"，提高依从性，实现长效化。

（5）根据慢性病患者的相似性进行群体管理，也可以贯穿在临床诊疗的过程中，降低人均管理时间，对现有资源的整合，达到降低个体管理时间，提高工作效率。缓解目前社区全科医生投入慢性病管理中人员相对不足的问题，同时还可以提高患者的信任度和依从性。

（6）慢性病管理外院及科研院所专家的参与，带动教学科研工作的开展，有利于培养高素质的社区健康管理人才队伍。

（二）妇女健康关爱家园

1. 服务模式

（1）"妇女健康家园"内设置"孕妇建册室"、"妇女健康教育室"、"妇科诊室"、"计划生育指导、咨询室"、"乳腺科特色咨询室"、"妇女疾病治疗室"六个关爱小屋。

（2）聘请二、三级医疗机构的专家，联系医学院校、科研机构及企业，招募社区志愿者成立社区妇女健康管理队伍，为月经期、孕产妇、中老年妇女、更年期妇女提供规范化、综合性管理。

（3）通过控制女性慢性病的社会和个体风险，早诊断、早治疗，减少女性慢性病经济负担，形成慢性病信息化管理系统，规范开展慢性病综合监测、干预和评估，提高患者自我管理能力和家庭督导能力；优化社区女性慢性病患者的管理模式，建立以卫生服务为基础的便利而高效的社区卫生网络，有效分配和合理利用有限的资源，提高女性患者的生存质量。

（4）整合各种社会资源和社区资源，提高女性慢性病患者的管理率、依从率，促进优质医疗服务的均等化，产生巨大的经济效益和社会效益。

2. 服务流程

（1）早孕建册。做好各项早孕建册工作，早孕建册率≥95%，妊娠梅毒筛查率和 HIV 筛查率100%，做好 RPR（＋）转诊工作。

（2）孕中期访视和重点孕妇管理。做好重点孕妇筛选和转诊工作，定时督促重点孕妇及时到产院建卡及做产前检查，并做好重点孕妇随访工作，重点孕妇每月随访一次,随访率100%。

(3)产后家庭病床访视。做好孕末随访工作,及时定期询问分娩、产后康复情况、新生儿喂养情况。及时上门随访,做好代转访工作,并做好病史和电脑录入工作。

(4)孕妇学校。做好每月一次孕妇学校对孕妇的健康教育工作。

流动人口孕产妇管理。做好社区流动人口孕产妇管理,与街道建立联系,定期召开信息交流会,及时反馈本街道流动孕产妇情况,并做好流动孕产妇信息调查核实工作,指导建册。

(5)妇保信息化管理。做好本院建册孕产妇的信息管理工作,并做好代转访的网上发送工作。

(6)做好计划生育咨询点工作。定期开展青春期、育龄期、更年期女性保健知识讲座。

(7)乳房保健。每月安排乳腺科专家来妇女家园进行专家门诊、咨询、指导及讲座。

(8)健康教育。每月提前安排课程包括健康女性和魅力女性二个板块,内容丰富,形式多样,增加很多互动环节,把最新的健康理念及时传递给女性朋友。

3.健康管理服务内容

(1)各种不同主题的专家专病讲座、咨询;尤其是为孕产妇、更年期妇女、老年妇女不同时期的饮食咨询与指导。

(2)针对各种不同亚健康人群和疾病人群的健康讲座。

(3)适合于不同年龄、不同主题的沙龙互动,提供心理咨询。

(4)妇女健康体检,做到早发现、早诊断、早治疗。

(5)早孕建册做好孕产妇的信息化管理。

(6)乳腺科特殊门诊、咨询、指导。

(7)计划生育小手术及术后保健指导、咨询。

4.健康教育项目内容

主要包括健康教育讲座;乳腺科、中医、妇科专家健康咨询;沙龙互动进行心理疏导;产后康复指导和妇科小手术后的术后康复指导;发放健康教育资料;定期播放健康教育碟片;营养讲座、现场咨询;孕期、产后的保健操。

5.检测、健康教育设备

主要有:身高体重测量仪;乳房自检模型、图片;营养教学模具、图片;避孕药具、女性人体生殖模型;笔记本电脑、DVD、电视机及各种健康教育的碟片。

6.意义

(1)对女性个体及群体的健康危险因素进行全面管理的过程。即对女性存在的健康危险因素的检查监测（发现健康问题）→评价（认识健康问题）→干预（解决健康问题）循环的不断运行。其中干预（解决健康问题）是核心。健康管理循环每循环一周，解决一些健康问题，健康管理循环的不断运行使管理对象走上健康之路。

（2）调动管理女性的自觉性和主动性，有效地利用有限的资源来达到最大的健康改善效果，保护和促进人类的健康，达到预防控制疾病的发生，提高生命质量、降低疾病负担的目的。

（3）个性化的提出中医解决方案、饮食调理方案、运动方案的同时，通过定期电话、短信提醒、邮寄健康管理图册、定期健康讲座等方式，跟踪并督促，以达到健康管理、管理健康的真正目的，也真正体现"为美丽女人的健康而努力"的使命。可以使女性朋友们更全面地了解自己，而且还能为自己的工作、生活提供更实用、更安全、更科学的健康指导，以达到身心健康的目的，做一位健康、自信的现代女性，使女性的生活，家庭更加幸福、美满。

（三）儿童健康关爱家园

为全面促进基本公共卫生服务均等化，进一步提高0～36个月儿童健康管理服务水平，根据《国家基本公共卫生服务规范》、卫生局工作要求，结合各个社区卫生中心实际情况，通过实施0～36个月儿童健康管理服务，提高婴幼儿健康保障水平，使体弱儿及时得到干预，减少健康危险因素，促进婴幼儿健康成长，具体目标是新生儿访视，儿童健康管理率，儿童系统管理率，0～36个月儿童建立健康档案，建档率达80%以上。

1. 服务模式

（1）"儿童健康家园"内设置"预检、挂号处"、"候诊区"、"预防接种处"、"儿童保健门诊"、"心理关爱室"、"儿童营养咨询室"、"健康教育室"。

（2）聘请二、三级医疗机构的专家，联系医学院校、科研机构及企业，招募社区志愿者成立社区儿童健康管理队伍，为儿童和家属提供个体或群体的规范化、综合性管理。

2. 服务流程

服务流程如图6-1所示。

3. 健康管理服务内容

（1）新生儿访视。医务人员到家中进行访视。观察新生儿一般情况，面色、皮肤颜色、呼吸、精神与反应，家居环境等。

（2）新生儿满月、婴幼儿和学龄前儿童健康管理。

（3）体格检查。头颈部、眼、耳、口腔、胸、腹部、生殖器、四肢、步态、发育评估等。

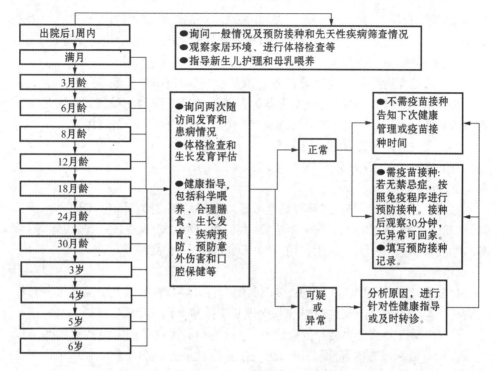

图 6-1　儿童健康管理服务

（4）辅助检查。根据询问情况、体格评价和全身系统检查结果，确定做相应的辅助检查项目。

血红蛋白检测：6～8 月龄、18 月龄、30 月龄、3 岁、4 岁、5 岁、6 岁时必须分别进行 1 次血红蛋白检测，筛查贫血情况。

必要时检查：血钙、磷、骨碱性磷酸酶、乙肝表面抗原、肝功能、B 超等检查。

（5）健康评估与处理。健康状况评估包括：体格生长、神经心理发育、营养状况、疾病、畸形、其他异常等。

（6）保健指导。

4. 健康教育项目

（1）喂养与营养。母乳喂养：正确方法和技能；混合喂养：补授法；人工喂养：配方奶粉的冲调方法、浓度、数量等；辅食添加：原则和方法，辅食的种类、数量与质地，辅食制作方法 膳食安排：对 1～2 岁以上小儿指导合理安排膳食，做到食物多样化、膳食平衡、营养均衡、适量。

（2）生长发育指导。①指导小儿家长按照小儿各年龄段特点和发育规律，通过感知觉训练、运动训练、语言交流、玩具、游戏等方法，促进小儿感知觉发展，运动能力、语言能力、认知能力和交往适应能力的发展，以及情绪、性格、意志的培养；②

指导家长了解孩子心理行为发育特点,并采取相应的教养方式,对儿童进行心理发育保健指导;③生活习惯与能力的培养,养成良好的睡眠、饮食卫生习惯等;④体格锻炼,增强体质,如户外活动,三浴锻炼,婴儿主、被动操等。

(3)常见疾病预防。包括:①急性呼吸道感染、腹泻等常见疾病的防治及其家庭护理知识;②贫血、佝偻病、营养不良等营养缺乏性疾病的防治知识;③儿童一般危险症状、体征(如患儿不能喝水或吃奶、嗜睡、惊厥等)识别 与就医。

(4)预防意外伤害:跌伤、烫伤等。

(5)口腔保健、听力保健、视力保健等。

5.检测、健康教育设备

主要包括体重计(杠杆式磅秤或电子秤);卧式量床;身高计;儿童血压计、听诊器;体温计;诊查床、诊查桌;聚光手电筒;视力表;评价表;软皮尺;取暖设施等;营养教学模具、人体模型;健康教育用的 DVD、电视机、相关碟片等。

6.意义

(1)政府主导,卫生部门牵头、多部门配合、具体实施,明确儿童保健服务目标与责任,建立健全儿童保健工作机制,促进儿童保健工作的持续发展。

(2)广泛开展社会动员与健康教育,向社会和居民宣传国家免费提供儿童保健服务的政策和服务内容,提高居民主动接受儿童保健服务的意识,使辖区内常住儿童和流动儿童都能得到均等化的保健服务。

(3)规范各级医疗保健机构服务,改善服务设施和条件;举办儿童保健服务培训班,提高儿童保健服务技巧和服务水平。

(4)接受区妇幼保健院(所)对基本公共卫生服务机构人员的培训、指导、监督和考核机制,保证儿童保健工作科学规范的开展。

第三节　社区健康管理实施

一、社区诊断和健康档案建立

社区诊断(community diagnosis)是借用临床诊断这个名词,通过一定的方式和手段,收集必要的资料,通过科学、客观的方法确定,并得到社区人群认可的该社区主要的公共卫生问题及其影响因素的一种调查研究方法。社区诊断是医学发展的一个标志。在传统的生物医学模式下,人类注重临床诊断,即以疾病的诊疗为目的,病人个体为对象;流行病学诊断则以群体为对象,以疾病的群体防治为目的,而社区诊断是社会—心理—生物医学模式下的产物,以社区人群及其生产、生活环境为对象,以社区人群健康促进为目的。因此可知,三个诊断是现代医学发展的渐进层次，而社区诊断正是这一发展的体现。

健康档案指居民身心健康（正常的健康状况、亚健康的疾病预防健康保护促进、非健康的疾病治疗等）过程的规范、科学记录。是以居民个人健康为核心、贯穿整个生命过程、涵盖各种健康相关因素、实现信息多渠道动态收集、满足居民自身需要和健康管理的信息资源。以问题为导向的健康档案记录方式（problem oriented medical record，POMR）是 1968 年由美国的 Weed 等首先提出来的，要求医生在医疗服务中采用以个体健康问题为导向的记录方式。优点是：个体的健康问题简明、重点突出、条理清楚、便于计算机数据处理和管理等，已成为世界上许多国家和地区建立居民健康档案的基本方法。

二、风险因素评估

危险因素是指来自于社会的对健康有影响的、与疾病发生和死亡相关的那些诱发因素。这一定义是现代社会医学对传统病因观的自然延伸和完善。健康危险因素评价（health risk factors appraisal）是研究危险因素与慢性病发病及死亡之间数量依存关系及其规律性的一种技术方法。它研究人们在生产环境、生活方式和医疗卫生服务中存在的各种危险因素对疾病发生和发展的影响程度，通过改变生产和生活环境，改变人们不良的行为生活方式，降低危险因素的作用，可能延长寿命的程度。

（一）健康风险评估的原理与技术

健康风险评估包括 3 个基本模块：问卷、危险度计算、评估报告。今天，绝大多数健康风险评估都已计算机化。

1. 问卷

问卷是健康风险评估进行信息收集的一个重要手段，根据评估的重点与目的的不同，所需的信息会有所差别。

一般来讲，问卷的主要组成包括：①生理、生化数据，如身高、体重、血压、血脂等；②生活方式数据，如吸烟、膳食与运动习惯等；③个人或家族健康史；④其他危险因素，如精神压力；⑤态度和知识方面的信息。

2. 风险的计算

健康风险评价是估计具有一定健康特征的个人会不会在一定时间内发生某种疾病或健康的结果。常用的健康风险评价一般以死亡危险结果，由于技术的发展及健康管理需求的改变，健康风险评估已逐步扩展到以疾病为基础的危险性评价；因为后者能更有效地使个人理解危险因素的作用。并能更有效地实施控制措施和减少费用。

在疾病危险性评价及预防方面一般有两种方法。第一种是建立在单一危险因素与发病率的基础上，将这些单一因素与发病率的关系以相对危险性来表示其强度，得到的各相关因素的加权分数即为患病的危险性。由于这种方案简单实用，不需要大量的数据分析，是健康管理发展早期的主要危险性评价方法。比较典型的有美国卡特中心(Carter Center)及美国糖尿病协会的评价方法。

第二种方法是建立在多因素树立分析基础上，即采用统计学概率理论的方法来得出患病危险性与危险因素之间的关系模型。为了能包括更多的危险因素，并提高评价的准确性，这种以数据为基础的模型在近几年有了很大的发展。所采取数理手段，除常见的多元回归外，还有基于模糊数学的神经网络方法及基于 Mote Carlo 的模型等。这种方法的典型代表是 Framingham 的冠心病模型，它是在前瞻性研究的基础上建立的，因而被广泛地使用。

3. 评估报告

健康风险评估报告的种类和各种报告的组合千差万别，较好的情况是评估报告包括一个分受评估者个人的报告和一份总结了所有受评估者情况的人群报告。同时，与健康风险评估的目的相对应，个人报告一般包括健康风险评估的结果和健康教育信息。人群报告则一般包括对受评估群体的人口学特征概述、健康危险因素总结、建议的干预措施和方法等。

评估报多的形式多种多样，可以预见的是，随着互联网的不断普及，由于具有受众广、更新快、可及性强等特点，通过网络发布教育信息会成为一种重要的教育形式。

(二) 健康风险评估的种类与方法

从不同的角度出发，健康风险评估可进行多种分类。如，按应用的领域区分，健康风险评估可分为：①临床评估，包括体检、门诊、入院、治疗评估等；②健康过程及结果评估，包括健康状态评估、患病危险性评估、疾病并发症评估及预后评估等；③生活方式及健康行为评估，包括膳食、运动等的习惯评估；④公共卫生监测与人群健康评估，从人群的角度进行环境、食品安全、职业卫生等方面的健康评估。

从评估功能的角度，常见的健康风险评估种类及方法如下：

1. 一般健康风险评估

即前面所述，通过问卷、危险度计算和评估报告 3 个基本模块进行的健康风险评估(health risk appraisal, HRA)。

2. 疾病风险评估

疾病风险评估的目的区别于一般的健康风险评估，疾病风险评估指的是对特定疾病患病风险的评估(disease specific health assessment)。

其主要目的有：

(1) 筛查出患有制定疾病的个体，引入需求管理或疾病管理。

（2）测量医生和患者良好临床实践的依从性和有效性。

（3）测量特定干预措施所达到的健康结果。

（4）测量医生和患者的满意度。

（三）疾病风险评估与健康管理策略

疾病风险评估作为健康风险评估的一个主要类型,与健康管理措施有着密切的联系。某种程度上说,疾病风险评估起着监看管理分流器的作用,通过疾病风险评估可以人群进行分类,对处于不同类型和等级的个人或人权实施不同的健康管理策略,实现有效的全人群健康管理。

三、社区干预

1. 定义

社区干预是针对一定区域内目标人群存在的主要公共卫生问题,依据优先解决这些问题的计划进行实施的过程。

2. 社区干预的策略

世界卫生组织为社区健康干预的工作推荐的策略是健康促进。健康促进是指在社区针对不同人群存在的公共卫生问题开展的维护其健康的所有工作,主要包括居民的健康教育、人居健康文化环境建设和完善等,以便促使反映社区居民健康水平的各项指标不断得到提升。

3. 社区干预的特点

（1）以多种形式来帮助个人采取行动,纠正不良的生活方式和习惯,控制健康危险因素,实现个人健康管理计划的目标。

（2）与一般健康教育和健康促进不同的是,健康管理过程中的健康干预是个性化的,即根据个体的健康危险因素,由健康管理师进行个体指导,设定个体目标并动态追踪效果。如健康体重管理、糖尿病管理等。通过个人健康管理日记、参加专项健康维护课程及跟踪随访措施来达到健康改善效果。

（3）一个糖尿病高危个体,其除血糖偏高外,还有超重和吸烟等危险因素。因此除控制血糖外,健康管理师对个体的指导还应包括减轻体重(膳食、体力活动等)和戒烟等内容。

四、效果评价

（一）社区干预后效果评价内容

（1）个人健康管理后续服务内容主要取决于被服务者(人群)的情况以及资源的多少,可以根据个人及人群的需求提供不同的服务。

(2)后续服务的形式可以是通过互联网查询个人的健康信息和接受健康指导,定期寄送健康管理通讯和健康提示,以及提供个性化的健康改善行动计划。

(3)监督随访是后续服务的一个常用手段,随访的主要内容是检查健康管理计划的实现情况,并检查(必要时测量)主要危险因素的变化情况。

(4)健康教育课堂也是后续服务的重要措施,在营养改善、生活方式改变与控制疾病方面有很好的效果。

(二)效果评价指标

1. 个体化评价指标

(1)生物学方面。①测体重:体重指数(BMI)=[体重(kg)]/[身高×身高(m²)]。一般认为,体重指数在 18.5~22.5 为正常体重;≥23 为肥胖;23~24.9 为准肥胖;25~29.9 为肥胖Ⅰ;≥30 为肥胖Ⅱ。②测血压。血压正常和异常值,根据 1996 年 WHO 的标准,正常和异常血压的界限如表 6-1 所示。③测血糖根据 1999 年 WHO 对Ⅱ型糖尿病的诊断,糖尿病的血糖的异常值为有症状和无症状。有症状:空腹血糖(FBG)≥7.0mmol/L,餐后 2h 血糖(PBG)≥11.1mmol/L。无症状:两次不同时间的 FBG≥7.0mmol/L 或 2h PBG≥11.1mmol/L。④测血脂,如表 6-2 所示。

表 6-1　按血压水平的高血压分类(WHO,1996)

类　型	收缩压/kPa(mmHg)		舒张压/kPa(mmHg)
正常血压	<18.7(140)	和	<12(90)
轻型高血压	18.7~24(140~180)	和(或)	12~14(90~105)
亚组:临界高血压	18.7~21.3(140~160)	和(或)	12~12.7(90~95)
中重型高血压	>24(180)	和(或)	>14(105)
单纯收缩期高血压(ISH)	≥18.7(140)	和	<12(90)
亚组:临界(ISH)	18.7~21.3(140~160)	和	<12(90)

表 6-2　血脂意义的判断

指　标	合适范围	边缘升高	升　高	减　低
血清 TC	<5.20mmol/L	5.23~5.69 mmol/L	>5.72 mmol/L	
血清 LDL-C	<3.12mmol/L	3.15~3.61 mmol/L	>3.64 mmol/L	
血清 HDL-C	1.04 mmol/L 以上			0.90 mmol/L 以下
血清 TG	<1.70mmol/L		>1.70 mmol/L	

(2)行为学方面。要求:生活节奏规律性;膳食平衡适量性;合理运动适度性;健康行为持久性;自我用药科学性。

（3）心理学方面。要求:增强健康心理;培养乐观情绪。

（4）社会学方面。要求建立社区健康小组（社区自助小组）。这些小组是有相同问题和愿望的社区居民组成,例如高血压自助小组、糖尿病自助小组、戒烟自助小组等。自助小组首先要有社区卫生服务工作人员进行组织,为其组织领导者、制定计划、提供健康教育资料等;然后这些自助小组有组织的活动,通过交流经验、相互鼓舞和帮助,达到解决一定问题的目的。

2. 社区健康管理评价指标(见表 6-3)

表 6-3　社区健康管理基地评价指标

基地单位名称:　　　　　　　　　　　　　　　　　　基地编号:

评估一级指标	评估二级指标	主要观测点	权重	分值	等级标准			等级分值			得分
					Ⅰ	Ⅱ	Ⅲ	Ⅰ	Ⅱ	Ⅲ	
领导重视	1.1 基地领导小组	提出基地加入申请	15%	5分	在资金、设备、人员、政策等方面大力支持,加入健康管理实验基地并开展工作二年(查阅资料)	在资金、设备、人员、基地建立等方面给予一定的支持和政策倾斜加入健康管理实验基地并开展工作一年以上	达不到Ⅱ级要求	5	3	1	
	1.2 建设与管理	建设规划		5分	①有基地建设计划,并付诸实施 ②有建设经费投入	有1项不符合Ⅰ级要求	有2项达不到Ⅰ级要求	5	3	1	
		人员配置		5分	①基地管理机构有专(兼)职管理人员 ②专职医务人员 ③有相关的管理规章制度	有1项不符合Ⅰ级要求	有2项达不到Ⅰ级要求	5	3	1	
网络健全	2.1 办公场地与健康检查仪器设备配备	固定办公场地	12%	5分	建立健康关爱家园,满足社区居民健康检查、咨询、培训等要求;一次能安排40人及以上的健康讲座	建立健康关爱家园,基本满足社区居民健康检查、咨询、培训等要求,一次能安排20人及以上的健康讲座	达不到Ⅱ级要求	5	3	1	
		仪器设备		3分	具备基本健康管理仪器设备(配置要求参考《基地设备配置要求》),应用状况良好,满足需要	基本健康管理仪器设备配套较齐全,应用状况较好,基本满足需要	达不到Ⅱ级要求	3	1	0	

(续表)

评估一级指标	评估二级指标	主要观测点	权重	分值	等级标准			等级分值			得分
					I	II	III	I	II	III	
网络健全	2.2 环境与安全	环境状况	12%	2分	健康管理实验基地及健康家园环境状况良好，健康家园设施齐全	健康管理实验基地及周围环境状况以及健康家园设施一般	实习场地及周围环境状况较差	2	1	0	
		卫生安全状况		2分	重视卫生工作，有相应的卫生措施与安全管理规定，基地运作以来未发生过任何安全事故	有相应的安全措施与管理规定，基地运作以来未发生过较大的安全事故	基地运作以来发生过较大的安全事故	2	1	0	
人才培养	3.1 全科医师培养	组织医生参加全科医师的学习、培训和指导	13%	8分	①聘请专家、老师对全中心的医生进行全科医师的培训和规范教学 ②有教学要求明确的培养计划	有1项未达到I级要求	有2项均达不到I级要求	8	6	4	
	3.2 健康管理师、营养师、心理咨询师等职业技能培养	组织培养健康管理师、营养师、心理咨询师		5分	①有一定的健康管理师能够满足社区居民健康检查、咨询、指导需要 ②经过二年培训，健康管理师结业合格比例一般达到20%，另外还有一定数量的营养师、心理咨询师	①有一定的健康管理师能够满足社区居民健康检查、咨询、指导需要 ②经过二年培训，健康管理师结业合格比例一般达到10%	有2项达不到I级要求	5	3	1	
服务功能	4.1 建立社区居民健康档案	建立社区居民动态的健康档案	40%	20	充分利用健康体检、临床诊疗、无偿献血、婚前检查、职业体检、重点人群服务等体检资料结合主动上门服务，及时将资料记录在健康档案中，以户为单位，逐步为社区居民形成动态的健康档案，居民健康档案建档率达到当地要求比例以上	能够利用健康体检、临床诊疗、无偿献血、婚前检查、职业体检、重点人群服务等体检资料，建立社区居民健康档案，居民健康档案建档率达到当地要求	居民健康档案建档率处于当地要求以下	20	15	10	

(续表)

评估一级指标	评估二级指标	主要观测点	权重	分值	等级标准			等级分值			得分
					I	II	III	I	II	III	
服务功能	4.2 社区慢性病管理服务	实行针对性的慢性病干预措施	40%	20	①高血压和糖尿病:管理率、控制率、认知率、危险因素干预率 ②以上各率优于当地指标	①高血压和糖尿病:管理率、控制率、认知率、危险因素干预率 ②以上各率和当地指标相同	①高血压和糖尿病:管理率、控制率、认知率、危险因素干预率 ②以上各率低于当地指标	20	15	10	
科研工作	5.1 课题项目	科研项目	10%	5	基地具有科研功能,能利用基地资源进行课题研究工作并至少有2项/2年市级卫生局以上级别的科研项目获准立项(包括市级卫生局)	基地具有科研功能,能利用基地资源进行课题研究工作并有1项/2年市级卫生局以上级别的科研项目获准立项(包括市级卫生局)	没有科研功能及科研项目	5	3	0	
	5.2 论文	科研成果		5	国家级或省部级专业刊物上发表论文或专著5篇以上/年	国家级或省部级专业刊物上发表论文或专著3篇/年	国家级或省部级专业刊物上发表论文或专著1篇/年	5	3	0	
结果	6.1 社区居民满意度	社区居民满意度	10%	10	社区居民满意度达到95%以上	社区居民满意度达到90%	社区居民满意度低于90%	10	5	3	
特色加分	国家级获奖(专利)的为20分,省部级获奖的为10分,地市级获奖的为5分										
总 分											
备 注	社区居民满意度调查由基地管委会评估调研组现场抽样调查完成										
评价等级	最终评价等级按总分值分为三个档次:A(90分及以上)、B(89～75分)、C(74分以下)										

第七章　医患关系解决途径之四：
全科医学人才培养制度建立和实施

第一节　国外全科医生培养情况

一、英国

英国是典型全民医保的国家,社区首诊制在其中发挥了极其重要的作用。在英国,全科医生作为国家初级卫生保健服务的主要提供者,其承担的社区卫生服务内容包括:初级医疗保健、健康促进、慢性病管理、免疫、宫颈检查、麻醉等。全科医生向其注册的病人提供从出生到死亡全过程、全方位的基本医疗卫生服务,包括疾病的诊断、治疗、医疗保健、传染病预防监测、健康咨询、病人转诊等项内容。可以说英国的全科医生就是病人就诊的第一道大门,能解决注册病人 90% 的问题。

英国是最早开展全科医学教育的国家之一,对全科医生实行了严格的准入控制。20 世纪 50 年代初就有毕业后全科医学培训(英国称之为职业培训 Vocational Training)项目。医学院本科教育开设全科医学必修课(4～10 周)和选修课,并有 8 周的社区实习,使学生尽早了解社区并能将所学到的知识应用到实践中,为其将来可能从事全科医生工作打下初步基础。医学生本科毕业后约有 45%～50% 的毕业生选择全科医学的毕业后培训项目进行规范化培训,培训时间为 3 年。培训方法主要包括医院轮转(临床培训)、社区医疗(社区培训)和长期穿插性社区学习三种形式。

英国全科医学毕业后培训联合委员会(JCPTGP)成立于 1976 年,主要由英国代表全科医生的两大团体:英国皇家全科医学院(the Royal College of General Practice)和英国医学会(British Medical Association)的全科医疗服务委员会(General Medical Services Committee)派出代表组成。全科医学毕业后培训联合委员会是毕业后培训的主管部门,负责制定全科医学毕业后培训标准、认定教师及教学基地资格、颁发合格证书及对培训活动和各地区实施情况进行监督等工作。1981 年生效的英国议会条令确定了该培训的时间和内容。可以说英国的医学毕业后教育具有明确的教学目标、规范的教育培训计划,并且严格实施导师带教与考核制度、医院-社区教学基地配套,因此承担培训任务的全科医生导师及其工作的诊所必须达到相应的要求才能承担带教任务。学习结束、达到要求并通过专科学会考试者，方可获得毕业证书与全科医师专科学会会员资格。

英国的全科医师的继续教育是非强迫性的，但是约有 99％的全科医生参加继续教育，这是因为参加继续教育后技术水平不断提高的全科医师更受到居民的欢迎和信任，同时政府也会给予一定的鼓励，其中也包括物质奖励。英国的全科医师继续教育虽然不如毕业后培训那样严格、细致、规范，但其发展趋势不可低估。英国很可能在未来几年内，采纳美国的家庭医师再注册制度（Recertification）。比如，每年要上满一定学时数的继续教育课程，每隔 5 年也需再注册，希望以此来督促全科医生终生学习，保持高水平的全科医疗服务。

二、美国

在美国，家庭医生是一个家庭或一个团体的健康维护者，能提供健康咨询、预防保健、医疗康复和常见病的诊断治疗等长期服务，并对慢性病人和康复期病人主动追踪观察，能处理病人 85％～90％的健康问题。许多医生还开展了一些特殊的服务项目，如：运动医学、老年病学、妇女保健、青春期保健等。随着经费预付管理（HMO）模式实施，美国的家庭医生从机制上成为委托人的健康和保险公司经费的双重守门人，走出单纯的疾病治疗，进入了健康管理的层面。

美国家庭医学教育起源于 20 世纪 60 年代初。美国医学学历教育时间较长，一般需要 8 年，学生首先经过 4 年得医学预科或医学相关学科的学习，并获得学士学位后才能进入医学院，再经过 4 年的学习，获得医学博士学位。因此，美国的家庭医生教育培养也非常规范和严格。高等医学院开设了家庭医学课程，医学生在第三年的学习期间，就初步选择了毕业后的专业方向。选择家庭医学作为专业方向的医学毕业生要向举办家庭医师培训项目的医院提出申请，经过竞争和遴选，进入毕业后家庭医师培训项目。目前，美国联邦政府和州政府通过 Medicare（一种医疗保险计划）支持全国范围内的约 450 个毕业后家庭医师培训项目，这些项目有 20％在大学附属医院和大型综合医院举办，还有 80％在社区医院举办。

美国每年约有 16000 名医学毕业生，其中 3500 人能够进入家庭医师培训项目，成为家庭医学的住院医师。毕业后家庭医师培训项目时间为 3 年，第 1～2 年主要在大医院或社区医院培训，但每周至少 2～3 个半天到社区诊所实习；第 3 年主要在社区诊所培训。住院医师每年必须参加由美国家庭医学委员会（American Board of Family Practice，ABFP）命题、组织的统一考试，合格者方可进入下一阶段培训。3 年培训结束后，还要参加由该委员会统一组织的综合考试，考试合格者获得由 ABFP 颁发的家庭医师资格证书。

取得家庭医师资格证书、执业注册的家庭医师每三年必须获得继续医学教育

150学分，每六年必须参加 ABFP 组织的家庭医师资格再认证考试，合格者方能再注册执业，而取得继续医学教育学分是参加再认证考试的必需条件。

三、澳大利亚

澳大利亚是个高福利制度的国家，全民均可享受国家提供的全民医疗保险。政府允许人们自由选择自己的全科医生，以此促进全科医生之间的合理竞争，同时建立检查监督制度来规范医疗行为。澳大利亚全科医生的角色类似英国，提供包括疾病的诊断、治疗、医疗保健、传染病预防监测、健康咨询、病人转诊等项服务。通常情况下，80%的病人会在全科医生诊所得到终止医疗服务，只有20%的病人被转诊到医院或社区卫生服务中心。

澳大利亚是全科医学教育开展比较早的国家之一，在全科医学教育方面积累了比较丰富的经验。国家设有全科医师管理研究中心，负责制定全科医师教育、管理的政策和措施，并指导全科医师管理组织的工作，在研究中心下设有126个全科医师管理组织，负责审查、批准全科医师开办医疗点的申请、组织辖区内全科医师的继续医学教育等工作。此外，还设立有一些专门的委员会来研讨社区主要疾病的防治对策、措施等，并对全科医师进行专项知识培训。澳大利亚11所医学院校均按国家要求开设了6～8周的社区医学课程，使医学生在校学习期间就对全科医学和社区卫生工作有了初步的了解。

澳大利亚每年约有1200名医学院校毕业生，其中约有400名进入毕业后全科医师培训计划，培训时间为3～4年。第1年主要在综合性大医院进行临床培训，第2、第3年主要在社区全科医疗机构中接受培训和工作，对将在农村工作的全科医师还必须增加1年的培训，主要学习麻醉、急救、土著人疾病等知识和技能。完成毕业后规范化的培训后，须通过国家组织的统一考试，合格者获得全科医师执业资格。澳大利亚皇家全科医师教育学院负责制定全科医师毕业后培训课程和组织全科医师资格统一考试。

已取得执业资格的全科医师必须接受继续医学教育，每年参加一定时间较高层次的学术讨论和学术会议，定期参加有组织的学习，每三年必须要通过国家组织的继续医学教育的考核和评估，合格者才能再次执业注册、继续行医。

四、日本

1987年日本旧厚生省首次提出家庭医生（family doctor）制度，当时的构想是照搬英国的全科医生（GP）模式。由于日本实施的是覆盖全体国民的医疗保险制度，因此日本公众对家庭医的需求较低，初级卫生服务发展缓慢，家庭医疗在日本未得到社会普遍认同，家庭医疗的概念及范畴界定还不严格，并不是欧洲国家传统意义的家庭医生，而是由患者自发选择自己的家庭医生，任何医疗机构中的各专科医生都可成为被患者选择的家庭医生。2007年厚生省提出设立为患者提供初步诊疗、诊疗范围广泛的综合科。综合科/家庭医承担了初次医疗、社区医疗、健康保健及国民福利等范围广泛的医疗服务。

在日本，家庭医学是起步较晚的一门学科，但同样按照日本医学教育3段式（即院校教育、毕业后教育及继续医学教育）进行培养。在校教育学制统一为6年。虽然家庭医学在日本还没有得到广泛认知，但全日本80所医学院校中过半数的医学院校都设立了综合/家庭医学系。综合/家庭医学系承担了对在校医学生关于家庭医学的理论课程及基础临床技能的教学。

日本毕业后家庭医学教育仍处于发展中。自2006年日本家庭医学会制定了规范化的家庭医学后期研修项目后，为数不多的医学院校及大规模的社区医院建立了相应的培训项目。培训项目中必备的培训场所为临床医院及社区诊所。完成了2年的初期临床研修后，可选择家庭医学专业进行后期研修项目，为期3年。研修内容包括：内科门诊及病房（包括各三级学科）至少6个月、儿科门诊及病房至少3个月、社区至少6个月，其他专科的研修时间由各项目制定机构自行拟定。此外3年研修期间要保证每周至少2个半日出诊家庭医疗门诊，至少1年录制4次接诊录像，以作为回顾学习和考核的依据。通过各层次评价及终期的综合考核（理论及技能考试）合格后可认定为家庭医。综合科/家庭医的专业资格由日本综合诊疗医学会、日本初级保健医学会、日本家庭医疗学会三家共同认定。2010年4月1日，3个医学会合并为日本初级保健联合学会，使得综合医/家庭医的专业认定更趋规范化。

日本的家庭医继续教育包括学会认定的继续医学教育以及进入大学院继续博士学位的学习。通过参加学会举办的职业教育及实技考试可取得不同种类的学会认定专门医资格，主要种类有：学会登陆医、认定医、专门医及指导医。某一学会认定的资格反映了一名医师在该专业领域的医疗学术水平。

五、国外全科/家庭医生培养的特点

综观文献资料，除法国将全科医学教育作为法制化、规范化的高等医学教育的第三阶段实行外，其他无论是全科医学教育发展得较为成熟的英美德澳，还是刚刚起步的日本、新加坡以及我国的澳门地区，其全科医学教育体系一般都包括高等医学院校教育、毕业后医学教育和继续医学教育三个部分，其中毕业后医学教育是培养合格全科/家庭医生的主要途径，而专科医师培养和准入制度是国际医学界公认的医学生毕业后教育制度。

随着各国对基层卫生服务工作的日益重视，全科医学教育的重要性也日益凸显，因此无论是否实行覆盖全民的医疗保险制度，全科医生在人民健康保障和医疗费用控制两方面的双重"守门人"作用也越发被认识和重视。总体而言，国外现有的全科医学教育体系发展得比较完善，主要有以下一些特点：医学教育学制普遍较长，全科医学知识和技能纳入院校教育中；明确规定了各阶段全科医学多种知识和能力的结构要求，教学和考核形式较为成熟；通过完善的毕业后教育体系完成规范的基本职业技能培训，强调实践；以严格的职业准入制度来支撑医学教育的规范性和系统延续性，实现职业的终身发展。

第二节　我国全科医生培养情况

自 20 世纪 80 年代末以来，经过 20 多年的引进、宣传、交流、研究、培训和试点等一系列实践之后，全科医学在我国卫生事业改革与发展中的地位与作用得到了政府的肯定和提倡。1997 年，《中共中央、国务院关于卫生改革与发展的决定》针对我国卫生保健的实际需求，明确提出了积极发展社区卫生服务和"加快发展全科医学、培养全科医生"。1998 年，全国全科医学教育工作会议的召开标志着我国全科医学教育工作的全面启动和开展。卫生部颁发的《关于发展全科医学教育的意见》提出构建适合中国国情的全科医学教育体系，"以毕业后医学教育为核心，当前以在职卫生技术人员转型培训和师资培训为重点"，为我国全科医学教育的发展指明了方向。2000 年，《全科医师规范化培训试行办法》、《全科医师规范化培训大纲》、《全科医师岗位培训大纲》等一系列办法和规范颁布实施，同时全国 20 几个省市都相继开展了全科医师岗位培训或转型培训，北京、浙江、上海、天津等省市还开展了毕业后全科医师规范化培训试点工作，全科医师培训工作全面开展，逐步形成了以国家级培训中心为龙头、省级培训中心为骨干的全国全科医学培训网络。据文献资料，截至 2007 年，我国共计 10670 人具备全科医学专业技术资格，其中具有中级技术职称者 9826 人，具有高级技术职称者 844 人。全国接受全科医师岗位培训者共 112528 人，其中 99615 人完成培训并经考核合格。全国有 19 个省份对临床医师进行了全科医学专业范围的执业注册工作，全国执业注册范围是全科医学专业的临床医师共有 621 名。

2009 年，国务院常务会议审议并原则通过《关于深化医药卫生体制改革的意见》以及《2009—2011 年深化医药卫生体制改革实施方案》。《意见》中提到："我国将加强医药卫生人才队伍建设，尽快实现基层医疗卫生机构都有合格的全科医生"。新医改更是明确提出建立全科医生制度，成为了社会各界共同关注的焦点。2011 年，国务院下发《关于建立全科医生制度的指导意见》，正式提出逐步建立统一规范的全科医生培养制度，将全科医生培养逐步规范为"5+3"模式，即先接受 5

年的临床医学(含中医学)本科教育,再接受 3 年的全科医生规范化培养。但考虑到我国国情,文件也表示为解决当前基层急需全科医生与全科医生规范化培养周期较长之间的矛盾,近期仍要采取多种措施加强全科医生培养。

就现阶段而言,我国全科医生的培养包括毕业后教育、岗位培训(转岗培训)、成人学历教育和继续教育等几种模式。虽然加快全科医学人才队伍建设已经得到上下一致的认识和肯定,但与实际需求和人民期望相比,全科医学发展仍然较慢。截至 2010 年 12 月,全国 128 所开设临床医学专业本科生教育的高等院校中,约一半(63 所)院校开设了全科医学课程,其中只有 28 所院校为必修或必选课程,且教学内容仅是全科医学的概论,理论多于实践;而仅有 12 所院校开展了社区实践课,平均 4 个学时,但也没有明确系统的全科医学知识学习和考核要求。此外,目前仅有复旦大学、首都医科大学、重庆医科大学、浙江大学、南京中医药大学、山东中医药大学等几家高校开始招收全科医学研究生。与此同时,全科医学的师资力量不足也日益显现,参与全科医学教育的大多为公共卫生学院的师资或者是大医院的专科医师,这些教师虽然理论水平较高,但是往往缺乏全科医学的实践经验,真正在一线从事全科医学工作的医师,由于自身水平或者其他原因未能走上讲台。据不完全统计,全国目前已出版了 8 套全科医学系列教材,但其内容仍偏重理论。适合全科医学教育的实践基地也偏少,各高等医学院校的教学基地一般都选择三级医院或者是实力强大的二级医院,很少与社区卫生服务中心合作,更没有把它建成学校的教学基地,毕业后规范化培训的基地也主要落足在二、三级医院。

第三节　上海全科医生培养情况

自 1997 年起,上海市就连续将社区卫生服务中心的标准化建设列入政府 10 项实事工程,使社区卫生服务的硬件设施条件有了明显的提高和改善。在加强硬件建设的同时,上海市卫生局积极采取多种形式不断推进全科医生培训工作,花大力培养全科人才,以期形成一支下得去、用得好、留得住的全科医生队伍,提高基层医疗卫生服务能力。

上海市全科医生培养大约可以分为三个周期。

一、全科医生在职岗位培训(1994 年起)

该阶段是以在职人员转型培训为重点的全科医生岗位培训工作。对从事社区卫生服务的执业医生,采取了脱产、半脱产或业余学习等方式,由此达到全科医生的岗位要求。

1994 年起,上海市卫生局依托上海职工医学院、原上海医科大学、原上海第二医科大学,根据上海卫生服务的需要开展了全科医师概念培训班,主要内容是 40 学时的全科医学基本概念,至 1996 年共培训 500 余人。1997 年起,又对全市基层医疗卫生服务机构的临床医师进行了 600 学时的以理论为主的全科医生岗位培训,培训主要包括全科医学概论、临床诊断学基础、社会医学、医学心理学、老年医学和康复医学等科目。2001 年,依托原上海第二医科大学成立了上海市全科医学教育培训中心,承担本市全科医生培训的组织管理任务。通过 10 多年的培训,本市的社区医师已基本接受并完成了培训。

在完成以理论为主的全科岗位培训的基础上,上海市卫生局于 2004 年制定了《上海市社区全科医师培养三年行动计划(2004—2007)》,在全国率先启动了全科医生实践技能培训,培训时间为半年。2007 年在完成技能培训任务的基础上,照原定计划进度启动了新三年培训计划。市卫生局根据参加培训医生的职称和岗位的不同,组织专家分别制定了 7 个组别的培训大纲和培训计划,实现了个性化和分层次培训。全科医师实践技能培训工作由区县卫生行政部门具体组织实施,37 所区域综合性医院和 43 所示范性社区卫生服务中心承担了培训任务。

2010 年,根据《关于印发〈以全科医生为重点的基层医疗卫生队伍建设规划〉的通知》精神,上海市又开始通过转岗培训途径培养一批全科医生。上海市卫生局结合本市已基本完成全科岗位培训、并在全国率先启动住院医师规范化培训工作的实际,与区县卫生局签订责任状,由区、县卫生局全面负责全科医生转岗培训的领导和管理工作。同时,落实转岗培训临床实训基地,并由实施单位承担转岗培训的临床带教任务,以"导师制"或"一对一"的带教形式,严格按照培训计划对学员进行培训。从社区卫生服务中心选择临床医学本科执业医师,到区县中心医院接受为期 2 年的全科医学规范化培训。2010 年共有 95 名医师参加了转岗培训,按计划在区域医疗中心接受规范培训。

二、上海市全科医师规范化培训的试点(2000—2009 年)

2000 年,上海在全国率先开展了为期 4 年的全科医师规范化培养试点工作,由各社区卫生服务中心选派新分配来的大学本科毕业生到中山医院参加全科医师规范化培养,第一批 23 名学员、第 2 批 58 名学员、第 3 批 15 名学员分别于 2000 年、2004 年、2006 年入学,已分别于 2004 年 12 月、2008 年 8 月和 2009 年 8 月毕业,目前全部在上海市各社区卫生服务中心工作,他们中的绝大多数已成为所在社区卫生服务中心的业务骨干。

但单位选派人员参加培训的方式也逐渐显示出了局限性,为解决"工学矛盾"问题,上海市卫生局决定创新培养模式,采用"社会化管理"的模式进行全科医师规范化培养,即面向全国招收应届和近二年毕业的往届高等医学院校临床医学专业本科及以上学历毕业生,对他们进行规范化培养。培养期间的人事、劳动管理委托社会化专业管理机构——上海市卫生人才交流服务中心管理,培养经费按照市、区县政府与用人单位及个人共同负担的原则筹集。经市政府办公厅同意,2007年上海市卫生局会同市财政局、市人事局、市劳动和社会保障局共同制定并印发了《上海市全科医师规范化培养试行办法(2006—2010年)》。该文件规定了全科医师规范化培养的培养目标、培养机构、培养对象、培养规模、培养方式、组织管理、考核制度等内容,并重点突出了学员待遇和经费保障,使上海市的全科医师培养工作有了制度和政策保障。

全科医师规范化培养分理论学习和技能强化、临床基地轮转、社区基地实践三个阶段,前两个阶段在临床基地进行,最后一个阶段在社区基地进行。上海市分两批认定了中山、仁济、新华、同济、华东、长海、长征、三院、金山、瑞金、华山11个临床基地,30个社区基地。其中,中山、仁济、新华3个基地从2006年开始招收学员,其余8个基地从2008年开始招收学员。2006年招收32名,2007年招收60名,2008年招收148名,2009年招收127名。前几批规范化培养结束、培训学员经考核合格后,各区县卫生局负责将分配到本区县的培养对象安排到所辖的社区卫生服务中心工作。

为保障全科医师规范化培养质量,在总结多年培训经验的基础上,上海市卫生局组织专家在卫生部《全科医师规范化培训大纲》的基础上研究、制定了《上海市全科医师规范化培养细则》、《上海市全科医师规范化培养手册(临床医学培训篇)》、《上海市全科医师规范化培养手册(社区卫生服务培训篇)》、《临床医学培训考核录》、《社区卫生服务培训考核录》、《上海市全科医师规范化培养基地建设标准》和《上海市全科医师规范化培养考核管理办法》,使上海市的全科医师规范化培养逐步走上制度化管理的轨道。

三、全科医师规范化培训纳入住院医师规范化培训体系(2010年起)

2010年,上海市将建立住院医师规范化培训制度作为贯彻落实国家医改方案的基础性工作之一加以重点推进,在全市实施住院医师规范化培训。而全科医学科则列入住院医师培训的19个普通专科之一。全科医生的培训作为住院医师规范化培训系列的一个重要组成部分开展。

5所高校和39家培训医院均成立了毕业后医学教育委员会,负责本校(院)住院医师规范化培训工作。由于上海住院医师规范化培训工作参照了2006年推行的全科医师培训模式,在全市统一平台上实行"行业人"管理,可以说同时也有力地促进了全科医师规范化培训工作。2010年15个培训基地共招纳了253名全科医师,其中含中医全科74人。2011年,全科医师招录计划数增加至500名,占招录总数的 20%。培训内容延续之前的试点工作分三个部分，即 3 个月的全科医学相关理论学习、26 个月的临床科室轮转和 7 个月的社区实习。

此外，上海市卫生局在 2006 年 8 月会同上海市教育委员会、上海市财政局和上海市农业委员会共同制定印发了《关于加强本市乡村医生培养的通知》，委托上海医药高等专科学校，采用定点招生、定向培养的方式，面向本市郊区招收参加高校统一入学考试的应届高中毕业生，培养 3 年制临床医学专科学历的乡村医生，以加快本市乡村医生的培养。目前上海市嘉定区、原南汇区、松江区、金山区、青浦区等区相继出台了具体的优惠政策，为乡村医生队伍的建设起到了良好的推动作用。2007 年至 2011 年上海医药高等专科学校招生人数为：2007 年 85 名，2008 年 58 名，2009 年、2010 年、2011 年各招 150 名。

虽然上海市在全科医生岗位培训、规范化培养中做了许多工作，但作为优秀全科医生来源的前端，上海在医学院校的全科教育中仍有较明显的不足，根据各校临床医学专业（本科）培养计划显示，上海的 5 所医学院校均开设了全科医学课程，但基本为选修课，平均计 2 个学分，虽然都安排了相应学时的社区实习，但实践中缺乏丰富的教学方式，没有明确的考核评价，也缺少优秀的全科医生担任带教。而根据国家相关文件要求设立的全科医学教研室大部分落户在公共卫生学院，教师也以预防医学、卫生事业管理专业背景为主，学科建设力量明显不足。

作者对上海市全科医生培训需求的情况进行了调查，就被访全科医生对基本理论培训需求、基本技能培训需求、相关技能培训需求进行了排序调查，基本医疗服务理论、家庭健康管理技术、沟通技巧分别为三项中排位第一的培训需求。具体来说全科医生对各种培训均普遍表现出了需求，但年龄越大需求越少，学历越高需求越高。其中见习期全科医生对沟通技巧培训需求最大，为 100%，而高年资医生则相对较少；年纪较大的全科医生对信息网络培训需求较年轻医生要高。这个调查为上海市今后的全科医生培养提供了基础（见表 7-1）。

表 7-1　全科医生培训需求的排序情况

	基本理论培训需求	基本技能培训需求	相关技能培训需求
1	基本医疗服务理论	家庭健康管理技术	沟通技巧
2	公共卫生服务理论	急救技术	社交礼仪
3	家庭健康管理理论	心电图操作技术	法律
4	其他理论	中医的适宜技术	信息网络
5		检验技术	英语
6		B超操作技术	

第四节　目前全科医生培养的问题

一、全科医学人才在数量和质量上存在差距

理想中的全科医生应该承担起社区医疗、保健、预防、康复、健康教育和计划生育六位一体的各项工作，他的职能首先是应该能够帮助居民发现病情并在需要的时候找到合适的专科医生确诊，然后在专科医生确诊给出治疗方案之后，由全科医生详细地告诉病人如何执行治疗方案并督促执行，并对病人进行家访，评估生活环境给出建议，最后要能够帮助改善环境。这也应该是上海市推行家庭医生制度希望达到的最大程度保障人民健康、最大限度降低医疗费用的目标。

目前我国社区卫生机构注册的全科医生人数只有 0.73 名/万人，也就是总数不到 10 万名。上海作为全国最早开始全科医师培训的城市，由于相关政策比较到位，人员流失较少，目前也是全国拥有注册全科医生最多的城市。但上海目前也仅有 4229 名注册的全科医师，按照试行的家庭医生制度文件要求及国际通行标准，每 2500 人需要配一名全科医师，这其中显然存在较大数字缺口。在美国，家庭医生占所有医生的 30%，西方有些国家全科/家庭医生和专科医生的比例更是超过 1:1，而目前上海全科医生仅占医务人员总数的 2.3%。同时，现有的全科医生中仍有不少未经过严格规范的全科医学知识和技能的培训，虽然在工作中积累了一定的经验，在全科服务的理念和能力上离国家要求和人民需要的"健康守门人"还存在较大差距，还缺乏真正专业和高水平的完全意义上的全科医生。数量上的不足以及水平上的差距，使得人们就医习惯上仍然倾向于选择大医院，全科医生被看成是比专科医生低级的医生，甚至沦为"只会开药的医生"。

二、全科教育的三阶段缺乏有序合理的衔接

按照国外全科/家庭医学教育模式，一般包括三大部分内容。首先是医学生的全科/家庭医学学科教育。在美国、加拿大、英国等许多国家，几乎所有的医学院校都设有全科/家庭医学教学部门，主要负责为在校本科医学生开设相关课程，同时承担全科/家庭医学住院医师训练项目的组织、指导与教学工作。全科/家庭医学学科教育包括一些必修课程和选修课程，一般在临床实习后期开设，并提供在家庭医疗诊所见习的机会。其次，国外建立全科/家庭医学住院医师训练项目的目的是培养合格的全科/家庭医生，因此该项目以临床技能的训练为主，着重于培养其解决社区常见健康问题的能力，训练场所包括教学医院和社区家庭医疗诊所，但基本培训期间学员与社区环境不会脱离。最后，全科/家庭医生的继续医学教育成为保

持全科/家庭医生学术水平和先进性的关键。根据美国家庭医疗专科委员会的规定，家庭医疗专科医生证书的有效期只有6年，6年期间必须修满至少300个被认可的继续教育学分，并通过严格的笔试和病历审查，才能继续保留家庭医学专科医生资格，且每6年就得重新认定（考试）一次。只有将这前中后三段有机结合为一体，才能培养出专业思想稳定、职业目标清晰、技术水平过硬、服务理念先进的全科医生队伍。

分析我国现有全科医学教学体系，医学院校本科教育中全科医学所占比例较小，医学生在学习过程中对全科医学了解较少，使得较少人选择全科医生作为未来的职业，导致了全科医生这个群体的"先天不足"。而在其后的毕业后教育中，虽然已经采取了国际普遍认可的医学生毕业后规范化培养，但在学习内容的安排和学习方法的采用上仍然延续传统的专科培养模式，全科师资和社区基地力量仍显薄弱，使其培养中结构失调，显现"营养不良"。医生职业需要不断更新知识和技能，意味着终身学习，但全科医生的继续教育中，与多样而旺盛的培训需求相比，系统化和专业化并且适应需要、行之有效的课程不多，不利于个人的职业生涯发展，也不利于全科医学整体水平的提升。

三、相适应的培养环境和政策保障仍需进一步完善

由于国外全科/家庭医生覆盖的医疗范围很广泛，各种疾病包括心理疾病都可以也基本先要经过他们诊疗，这种首诊有的是强制规定的，有的则通过降低医疗费用来引导，因此全科/家庭医生在各国医疗体系中起着健康和经费"双重守门人"的重要作用。目前，英国、加拿大、德国等国的全科/家庭医生数量在本国医务人员队伍中均基本超过半数以上，而且这些国家还在致力于调整医师结构和比例，进一步增加全科医生的数量。虽然各国对全科/家庭医生从培养伊始到资质审核要求都非常严格，但对全科/家庭医生的各项保障也十分到位，为吸引优秀人才担任全科/家庭医生，各国均对家庭医生的收入予以较高水平的保障，如在美国，家庭医生已经列在十大收入职业的前列，其收入和社会信任度超过了律师。

虽然在我国，全科医学的发展和全科医生的培养已得到了政府各部门的重视和社会各界的广泛认同，一些相关的培养政策也相继出台，但整体的扶持力度仍然不够。目前全科医师的短缺已成为制约社区卫生服务功能有效实现、医疗改革顺利进行的一个关键因素。特别是上海先行试推的家庭医生制度，其能否有效实施更有赖于是否有一支强有力的全科医生队伍投身其间。而现在这支队伍却受到职业认同感低、社会地位低、教育和培养制度较落后、人才培养能力不足、待遇普遍较低等瓶颈，不但缺源头活水，还难以留住现有人员。还有很关键的一点是，虽然近年来，社区医疗卫生机构硬件条件不断改善，软实力也有所提升，但无论大病小病

涌向三级医院的现状仍然普遍存在，这主要是因为"首诊在社区，小病在基层"、"双向转诊"等有利于缓解看病贵、看病难，合理高效利用有限医疗资源的政策还没有真正落到实处，新医改提出的"保基本，强基层"关键还是要建机制。

第五节 全科医学人才培养的政策建议

2011 年卫生部下发《医药卫生中长期人才发展规划（2011—2020 年）》，明确指出今后 10 年是我国深入推进医药卫生体制改革、全面建设小康社会的关键时期，必须加快实施人才强卫战略。规划中提到要建立符合我国国情的全科医师制度，为我国城乡居民提供预防保健、诊断治疗、康复及健康管理的全方位基本医疗卫生服务。要逐步建立和完善全科医师培养、使用、激励等机制；加强全科医师的院校教育、毕业后教育和继续教育的体系建设；明确培训基地的准入要求和培训规范；加强师资培训，通过全科医师规范化培训、转岗培训和岗位培训等途径培养合格的全科医师；健全基层医疗卫生机构全科医师的执业注册、岗位聘用、职称晋升、收入分配等鼓励政策。并提出了在 2015 年全科医师达到 18 万人，到 2020 年全科医师达到 30 万人以上的建设目标。

一、出台市全科医学人才发展规划

虽然国家已经有卫生人才发展规划，也明确提出要构建多层次全科医师培训体系。包括加大住院医师规范化培训中全科医师的比例，积极推进家庭医师制度，继续加强社区卫生服务中心现有在岗临床执业医师的全科培训，继续开展乡村医务人员的定向培养工作等，但仍显笼统概括。应结合国家有关医改文件精神，结合国家实际情况，进一步出台目标更有针对性，实施方案更加具体，可操作性更强的全科医学人才发展规划，围绕全科医生的培养、引进、使用、待遇等环节，制定相应的职业准入、岗位聘用、职称晋升、经济待遇等政策。

二、加强全科医学学科建设

全科医学作为临床医学专业二级学科，其地位应得到充分认可和重视，要通过引进和培养双管齐下的方式，加强学科人才队伍的建设，进一步开展该领域科学研究。在教育资源、医疗资源优势较为明显地区，一方面应鼓励有条件的高等医学院校开展全科医学专业研究生教育，建设区域性全科医学培训基地，以此途径加强全科医学师资的培养；另一方面也要鼓励现有的全科医师规范化培训基地设置全科医学学科，以开展全科医学的医、教、研工作，更好地让综合性医院对接社区，形成良性互动，也能遴选、打造出更多适宜开展全科医学实践教学的社区培训基地。

三、建设一体化的全科医学教育

高等医学教育招生规模、学科专业设置应以卫生需求为导向,医学类专业教育应开设全科医学必修课程,并且强化临床实践和社区实践教学,同时也要注意加强对学生在医患沟通、团队合作、健康教育、社区预防保健、卫生服务管理等方面的培养。毕业后规范化培训阶段要注重专业技能提高和全科服务意识增强的有机结合,保持社区全科实践不脱节,同时将以问题为导向的 PBL 教学和客观化考试 OSCE 考核手段等比较新型有效的医学教学、考核模式引入全科医生培养领域。在继续教育中要做到有计划、有侧重,制定出既强调整体要求又照顾个性需求的课程菜单,使全科医生可以有的放矢、有所侧重地提高各方面知识和技能水平。

四、明确相应的保障措施并加强社会舆论引导

政府要继续把全科医学发展、全科医生培养放在一个优先发展的地位,营造一个吸引人、留住人的政策环境,加大扶持力度,进一步按照"保基本、强基层、建机制"的医改要求,做好社区首诊、双向转诊等政策的落实,进一步完善家庭医生制度。同时,要通过各种舆论渠道,宣传普及在现代医疗卫生服务面临的有限资源和日益增长的需求矛盾中,全科医学能够起到的重要缓解作用;宣传全科医生在我国的卫生事业发展中扮演的重要角色,提升职业形象。

第八章　医患关系及运作技巧

第一节　人际沟通概述

一、人际沟通的定义

人际沟通是人际交往的起点,是建立人际关系的基础。人际沟通是人们运用语言符号系统或非语言符号系统传递信息的过程。人际沟通的过程就是信息转换的过程。

二、信息转换过程分类

1. 单向信息转换

若接讯者只接收发讯者的信息,而不发出信息,其信息转换过程叫做单向信息转换,如作报告、大型演讲等。

2. 双向信息转换

如果接讯者接收信息后,又把自己的意见编码,通过信道向发讯者发出信息,其信息转换过程叫做双向信息转换,如交谈、协商等。

两种沟通的区别:①单向沟通的速度比双向沟通快;②双向沟通比单向准确;③在双向沟通中,接收者对自己的判断比较有信心;④在双向沟通中,发送者感到有心理压力;⑤双向沟通易受干扰,且缺乏条理性。

三、人际沟通的类型

按不同分类标准,人际沟通有多种类型。

(一) 直接沟通和间接沟通

按照对媒介的依赖程度,人际沟通又分为两种:直接的人际沟通和间接的人际沟通。直接沟通。运用人类自身固有的手段,无需媒介介入的方式。如上课等。间接沟通。除了运用人类自身固有的手段外,还要媒介介入的方式,如打电话等。

(二) 语言沟通和非语言沟通

1. 语言沟通

指沟通者以语言符号形式将信息发送给接收者的沟通行为,是以自然语言为沟通手段的信息交流。语言沟通又可以分为有声的语言沟通和无声的语言沟通。有声的语言沟通是用口头语,即讲话的方式进行语言沟通,如谈话、讲课、演讲、打电话等;无声的语言沟通,是用文字,即书面语言的方式来传播,如写信、贴布告、发通知、写字条、讲课中的板书等。

2. 非语言沟通

指沟通者以非语言符号形式将信息发送给接收者的沟通行为,它是以表情、动作等为沟通手段的信息交流。面部表情及眼神、身体动作及姿势、言语表情、个人空间及个人距离、气质、外形、衣着与随身用品、触摸行为等都是非语言符号,它们都可以作为沟通工具进行沟通。

(三) 正式沟通和非正式沟通

按沟通的组织程度分,人际沟通又可分为正式沟通和非正式沟通。

1. 正式沟通

指在一定的组织机构中通过明文规定的渠道进行信息的传递。例如,上级向下级下达指示、发送通知,下级向上级呈送材料、汇报工作,定期不定期的会议,等等。

2. 非正式沟通

指在正式沟通渠道外进行的信息交流,是人们以个人身份进行的人际沟通活动。诸如人们私下交换意见,议论某人某事,沟通小道消息等,都属非正式沟通。

(四) 单向沟通和双向沟通

从沟通信息有无反馈的角度看,人际沟通又可分为单向沟通和双向沟通。

1. 单向沟通

指单向信息流动的人际沟通。在沟通时,沟通双方的地位不变,一方只发送信息后一方只接收信息而不向对反馈,如报告等。

2. 双向沟通

指双向信息流动的人际沟通。在沟通时,沟通双方的地位一直在变化,信息沟通和信息反馈多次往复,如协商和谈判等。

第二节　人际交往的语言行为

一、概念

(一) 语言与言语

语言(language)与言语(speech)在日常生活中往往是通用的。但科学地说,语言和言语是两个彼此不同而又密切联系的概念。

语言是一种社会现象,言语则是一种心理现象;语言是全民的,言语是个人的;语言是沟通工具,言语则是沟通过程和结果。语言是群众创造的,它是人类社会活动中约定俗成的符号系统。语言是以语音或字形为物质外壳,以词汇为建筑材料,以语法为结构规律而构成的体系。它以其物质化的语音或字形的形式被人们所感知。语言的反映标志着一定的事物;语言的语法规则反映思维的规律。因此,它是作为人类最重要的沟通工具而产生和发展的。

(二) 言语行为

言语行为指在沟通过程中人们运用语言来表达情意的活动,它是一种以交流信息为基本功能的沟通行为。言语行为分表达(说话和写作)和领会(听话和阅读)两个方面,是对语言符号系统的最积极有效的运用。

二、言语行为的类型及其功能

(一) 言语行为的类型

英国哲学家奥斯汀认为,人们运用语言的过程是完成一定类型的行为,这种言语行为可以分为5类。"第一类包括对事态做出判断(如估计、推断、评价)的言语行为,基本上也就是对事物的真相或价值做出判断的那些言语行为;第二类是那些行使权力、施加影响或运用权才的言语行为,诸如任命、表决、命令、劝告或警告;第三类言语行为是说话者承担某种行动义务,诸如允诺、保证、宣布意图、表明信仰或信念;第四类主要与社会行为有关,诸如道歉、祝贺、慰问或挑战。第五类是表示对某事所持态度的言语行为,如争论、答辩、假设或推测。"

(二) 言语行为的功能

与上述5类言语行为相联系,言语行为的功能表现:①表态功能:表达说话人的感情和态度;②指示功能:指示或影响他人的行为或态度;③指称功能:认识事物并表达对其理解、推测或信仰;④酬应功能:维持社会内部的联系;⑤界说功能:规定语言规则,沟通双方都接收此规定。

三、人际沟通的语言技巧

(一) 主导式应答

当某人表露自己的问题时,人们对之所做出的典型的应答方式有6种,被称为典型的主导性应答。因为这些应答方式起到引导谈话的效应,而不是倾听或理解对方讲话的内容。

1. 解答式应答

用逻辑的、争辩的、指令的和说教的方式来指导、劝告,提建议,提供解决方法,劝诫,从道德上解释、说明等,都属于解答式应答。例如:"你应做的是……""我要是你的话,我将……"告诉某人如何解决问题,有可能使他(她)体验不到通过自己的努力而找到问题的答案时的满足感。假如遇到麻烦的人对问题的理解程度要比你深刻,那么,你所提供的解决方式可能会不如对方选择的方法。而且,对方很可能不好意思谢绝你所提供的解决方法,担心由此会伤害彼此之间的关系。换个角度说,倘若你所建议的解决方式被人采用了,但其结果却不尽如人意,那么你或许会为此而遭到责备。

2. 强迫式应答

命令,居高临下的谈话,警告和威胁,均属于强迫式应答。例如:"按我告诉你的做。""如果不按我说的做,后果将……"这些应答会使陷入困境的人不能真实地看待自己的问题,使之不能深刻地谈及他所遇到的麻烦。这在医患关系中经常遇到。

3. 查究式应答

对陷入困境的人要求他谈谈深部问题,或要求他谈谈问题的另一侧面,即是查究式应答。例如:"你做了什么事才发生这样的?"这种应答可能会使有困境的人感到自己的隐私受到了威胁,或只能是机械式的回答,而不是主动式的解决问题。

4. 快慰式应答

同情、安慰、支持等属于快慰式应答。例如:"你应该看到问题光明的一面。"这种应答虽然是正面的应答,但其副作用是使陷入困境的人不能真实地看待自己的问题,从而不能认真地解决自己的问题。

5. 躲避式应答

撤离,变换主题,转移和分散注意力,均是躲避式应答。例如:"我本应该告诉你,但是……"这种应答是最不积极的,会使对方灰心丧气或使对方对你不信任。

6. 批评式应答

评判、责备、谴责、奚落、为难、骂人、否定均为批评式应答。例如:"你要是听我一句话,也就不会发生这种事了。"

(二) 聆听式的应答

1. 聆听式应答的特点

大多数心情抑郁者所需要的就是一位能给予理解的聆听者。在问题能为双方充分认识之前,倾听或许就是最有益的应答。倾听,可使身陷困境者摆脱其沉重的心情,转而探索问题,甚至有可能找到解决问题的方法。即使是对方需要你帮助寻找解决问题的方法,你也只有在经过认真倾听,直至完全理解问题后,才能提供良好的帮助。当某人心情抑郁时,一般来说,最好是(至少在开始阶段)去倾听而不要去指导,去顺应而不要去控制,去理解而不要去影响。一般认为这种方法在医患关系的心理咨询中最为常用。

2．接收信息

重要的聆听应答包括注意力完全指向说话者,意识活动完全集中于说话者的言语,并从说话者的角度体验所谈论的问题。一个好的聆听者不仅要听谈话,而且还要听出隐藏在谈话后面的情感。可通过说话者的声调、面部表情以及身体姿态所表达的内容来获悉信息。有效的聆听者,会将全部的注意力集中在对方传递的全部信息的理解上,而不去分析或评定问题。

(三) 倾听性应答和反映性应答

1．倾听性应答

倾听性应答指聆听者在邀请对方进行谈话并能集中精力地吸收所传递的信息,并做出相应的应答方式。程序包括:①邀请他人进行交谈;②表现出注意听讲的身体语言;③沉默;④发出一些表现注意听讲的声音;⑤顺应地提出问题。

2．反映性应答

反映性应答是可以观察的应答,其作用在于告知说话者对他的谈话内容的理解程度。没有这些应答,聆听者和说话者都无法知晓聆听者是否已准确地理解了说话者意欲交流的内容。反映性应答的程序包括:①反映出陷入困境的人所传递的情感;②简述陷入困境的人所说的内容。

3．倾听性应答和反映性应答的技巧

(1)邀请对方进行交谈。如果有麻烦的人能毫不犹豫地表露自己的问题,你再邀请对方进行交谈就显得画蛇添足了。然而,时常有这种情况,某人要就某一问题进行交谈,但又担心你对此没有兴趣,或是担心你不愿花费时间去听他谈。这时,说几句鼓励的话,就可以使身陷困境的人直言不讳地交谈了:

"谈谈这件事好吗?"

"告诉我这件事吧。"

谈话开始后,如果对方对是否继续交谈露出为难的表情,再向他发出继续谈话的邀请是很有益的。

(2)沉默。保持安静,以便听到和理解他人说话的内容。当对方不再谈话时,尽管缄默不语,但仍保持聚精会神的神态,也是很重要的。

(3)发出一些表示注意的声音。作为一名聆听者,做出一些简洁的表示,就会在没有搅乱谈话者思维的情况下,传递你对他的兴趣和注意:如"是的。""我明白。""嗯。"

(4)顺应地提出问题。"请你接着说。""我还能知道得更多一点吗?"注意,这些邀请并没有对下面的谈话内容构成任何主导作用，只不过是请对方谈他所选择的任何事情，向对方表明聆听者乐意听将要谈论的任何事情。

第三节 人际交往的非语言形式

一、非语言沟通的方式和含义

（一）非语言沟通的方式

1. 标记语言

用手势、代号等代替文字语言的特殊标记系统，如旗语、交通警的指挥手势、军队的电码、医院的特殊标记等，也有许多相当抽象的视觉符号，如基督教的十字、伊斯兰教的新月等，由于长期而广泛的沟通，使它们特指的含义广为人们知晓。

2. 行动语言

包括那些不特别用于代表某种信号的所有身体运动，不但显示身体的移动或完成某种动作状态，而且表露与此动作有关的其他信息，如挥手、跺脚、摇头等，都具有功能上和沟通上的双重意义。

3. 物体语言

人们在某些环境摆设的一些物体，其特定的形态也能十分准确地表达某种含意，如衣着打扮、环境布置、房间设计等，都具有表意作用。

（二）非语言沟通的含义

非语言沟通的概念众说不一。一般认为非语言沟通指的是在沟通环境中除去语言刺激以外的一切由人类和环境所产生的刺激，这些刺激对于交流的双方具有潜在的信息价值。或者说，非语言沟通是人类在语言之外进行沟通时的所有符号。概括地说，非语言沟通是不使用语言的沟通，它包括的信息是通过身体运动、面部表情、利用空间、利用声音和触觉等产生的。

二、非语言沟通的内容

1. 人体语

用人体发送出的非语言信息符号称为人体语。人体语是非语言语中内容丰富的一种，它又细分为面部表情语、眼神语、手势语、体态语、身体接触语、副语言、气味语、相貌服饰语等。副语言研究的是声调的高低、强弱、快慢、停顿等。相貌服饰语指人们的相貌、衣着、首饰、发式、化妆以及个人的用品发出的非语言信息。

2. 时间语

用时间表达出的信息符号称为时间语，它研究的是人们对准时、及时、延时、时间的早晚长短及过去、现在、将来等概念的理解。

3. 空间语

用空间表达出的信息符号称为空间语,它研究的是沟通者之间的距离、位置的安排等方面。

4. 颜色语

用颜色表达的信息符号为颜色语。

5. 艺术语

音乐、舞蹈、雕塑、建筑等艺术形式也可以沟通信息。音乐可以沟通人们的思想感情,音乐作为一种高度抽象化的复杂的听觉符号系统,由一系列要素如节奏、节拍、速度、力度、音区、音色、调色、调性等组合而成的旋律作为其主要表意手段。在长期的有序化发展过程中,音乐符号的表意功能日益严格、系统,因而人们经常称之为"音乐语言",表明它像语言一样,具有很强的表意功能。

6. 图画语

用图画表达的信息符号。

7. 环境语

用环境表达出的信息符合为环境语,它研究的是场合、室内装饰、温度、光线等问题。

三、非语言沟通的特点

非语言沟通作为人际沟通的一种基本表达手段,是有规律可循的。研究表明,有 5 种特点。

1. 沟通性

在一个互动环境中,非语言符号总是不停地沟通着。只要参与者双方开始进行沟通,自始至终都有非语言沟通在自觉或不自觉地传递着信息。可以这样说,参与沟通的双方一见面,他们的穿着打扮、使用的物品就透露出行为者的有关信息,站着或坐下沟通的时候,距离、方位、身体动作、姿态表情和伴随言语始终在沟通着种种信息。在沟通过程中,有意识的非语言在沟通,无意识的行为举止也在沟通,如某人安静地坐在房间角落读书,可传达诸如"他好学"、"他性格文静"、"他对其他人的活动不感兴趣"等信息。

2. 情境性

与语言沟通一样,非语言沟通也展开于特定的语境中。情境左右着非语言符号的含义。相同的非语言符号,在不同的情境中,会有不同的意义。在医患关系中,情境性非语言沟通非常重要,医生的一个手势,对医生本人可能是有意或无意的,但对病人可能起到其他的作用。

3. 组合性

非语言沟通常以组合的方式出现。在非语言行为过程中，人们可以同时使用身体的各种器官来传情达意，因而在空间形态上具有整体性的特点。例如，一个人准备格斗时，通常两手紧握拳头，双臂交叉在胸前，两腿拉开一定的距离站立，两只眼睛狠狠地逼视着对方，全身肌肉紧张。这表明，人们的情绪几乎都是由整个身体表达的，如要身体的不同部位表达各不相同或矛盾的情绪，非常困难。

4. 可信性

当某人说他毫不畏惧的时候，他的手却在发抖，那么我们更相信他是在害怕。为什么非语言符号比较具有可信性呢？一方面，由于语言信息受理性意识的控制，容易作假，因而人们常说不光要"听其言"，还要"观其行"，才能辨析语言的真伪。因为人的动作比理性更能表现人的"情感和欲望"。当一个人说他爱你时，可能是发自内心的，也可能是为了达到某种目的而故意向你撒谎。人体语言大都发自内心深处，极难压抑和掩盖，另一方面，一个人的非语言行为是其整体性格的表现以及个人人格特性的反映，更多的是一种对外界刺激的直接反应。

5. 隐喻性

无声语言所显示的含义要比有声语言多得多，深刻得多，因为有声语言往往把所要表达的意思的大部分，甚至是绝大部分隐藏起来。比如同样是流眼泪，在不同的沟通情境中可以表达多种意义，悲痛与幸福、生气与高兴、委曲与满足、仇恨与感激等一些完全对立的情感。

四、非语言沟通的作用

1. 表达感情

这是非语言沟通的首要作用。感情表达可以表现个人的很多感情，如喜怒哀乐悲恐惊等。

2. 调节互动

在进行沟通时，双方的动作被认为能否继续进行的信号。如聆听并不断地点头，表示可以继续；如在对方说话时不断的挠头抓耳，就预示不想再继续听下去了。

3. 验证语言信息

指与说话内容密切相关的运动，它是用动作表达语言的内容，它们常像谈话内容的插图。当非语言传递的信息验证了语言信息时，沟通是最有效的。

（1）辅助语言表达。人们运用言语行为来沟通思想、表达情感，往往有词不达意或词难尽意的感觉，因此需要同时使用非语言行为来进行帮助，或弥补言语的局限，或对言辞的内容加以强调，使自己的意图得到更充分更完善的表达。例如，当别人在街上向正在行走的你问路时，你一边告诉他怎样走，一边用手指点方向，帮助对方领会方向,达到有效的信息沟通。在演讲活动中,演讲者更是离不开非语言行为的辅助作用,演讲者总是企图通过自己的穿着打扮、目光神情、声音变化和手势动作来强化表达效果。甚至在打电话的时候,发话人也总是不停地打着手势,以帮助自己更好地向对方通话。

(2)替代语言表达。经过人类的长期实践,非语言行为形成了部分替代言语行为的独特功能。例如,摇头表示"不",招手表示"来这儿"。哑剧演员、舞蹈演员在演出时,一句话也不说,完全凭借手、脚、体形、姿势、眼神、面部表情等非语言行为,就能够准确表现剧情和舞蹈的情节内容。

4. 显示自我情况

非语言沟通帮助人在他人面前恰如其分地表现自己的形象,也可帮助人们表现他想在他人面前表现的形象。经验告诉我们,对于一个人的认识在很大程度上来自对其非语言行为的观察。诸如年龄、身份、地位、兴趣、爱好、情感、态度、倾向等有关自我的信息。都可以从非语言行为中表现出来。中医看病讲究"望、闻、问、切",其中前两项就是通过非语言行为对患者进行临床观察。

5. 表示人际关系状态

因为沟通发生在内容和关系两个方面,一个信息的意义是由它"说的什么"(内容)与"怎样说的"(关系)这两者结合的结果。"怎样说的"主要取决于伴随着信息的非语言暗示。非语言暗示向人们提供了有关人际关系的信息,例如,挥拳相向表示人际关系紧张甚至剑拔弩张的状态,而相互握手则表示着良好人际关系的建立。

五、非语言沟通表达的意义

(一)面部表情

1. 面部表情的含义

表情指人们表现在面部的思想情感。它是凭借眼、眉、嘴以及颜面肌肉的变化等体现出其丰富内容的。

2. 面部表情的作用

研究表明,信息的总效果=7%的书面语+38%的音调+55%的面部表情。可见面部表情在人际沟通过程中占有何等重要的地位。主要反应在 3 个方面。

(1)面部表情最能反映出一个人的特性。表现出心绪、情感、喜悦、悲忧、惊惧、爱慕、憎恶、欲望、嘲笑等各种心态,表现出坚强与懦弱、直爽与深沉、安静与急躁等各种性格气质,以及肯定与否定的态度,给人以某种特定的刺激。

(2)面部表情可以一目了然。在所有非语言沟通中,人们认识最趋一致的就是面部表情,因为这是最显眼而且容易一目了然的神态。每个人都见到过诸如"暗送秋波"、"白眼看人"、"点头示意",或者一副"随时奉陪"的模样。

（3）表情在面对面的口语沟通过程中是心灵的屏幕，能够辅助有声语言传递信息，沟通人们的感情。

3. 面部表情的控制

一些不利于良好沟通的面部表情必须控制。

（1）不愉快或迷惑可以借助皱眉来表达，嫉妒或不信任时会将眉毛上扬。研究发现，一条眉毛扬起是传统的怀疑信号，两条眉毛扬起是惊讶的信号，两条眉毛下垂则是沮丧和悲忧的信号。

（2）冲突、挑战、敌对的态度通常是眉毛下垂、眉头皱起、嘴唇紧紧地绷着且稍微向前突出，头和下颚挑衅地向前挺出，和对方怒目相视。在这种情况下，彼此都牢牢地盯着对方，一旦眼睛转向别处，则意味着失败或胆怯。

4. 得体的面部表情

面部表情除了起主要作用的眼神和笑容外，还有像眉部的紧皱和舒放、嘴部的变化等。这些因素在表达感情时是相辅相成的。总的说来，谈话时面部表情应该是诚恳坦率、轻松友好的，而不应该摆出一副盛气凌人的嘴脸，也不应显出自负的面孔，那样就会从心理上把听话人拒之于千里之外。表情应该是落落大方、自然得体、由衷而发的，而不应该是矫揉造作的。

5. 面部表情的组合

脸与眼相结合最能表达人的思想和情感。笑和哭就是眼和脸相结合的两种表情方式。笑曾经成为一些心理学家、美学家长期探讨的问题。在日常生活中常见的笑就有许多种，微笑、嘲笑、欢笑、讥笑、苦笑、皮笑肉不笑、狞笑、奸笑、傻笑、哈哈大笑等。这些不同的笑，反映出不同的情感和态度。哭也同笑一样丰富，如痛哭、干哭、哀号、热泪盈眶、泪如泉涌，等等。

（二）目光

1. 目光的功能

研究证明，在各种器官对刺激的印象程度中，眼睛对刺激的反应最为强烈。各种器官各自所占比例分别为：视觉87%、听觉7%、嗅觉1%。具体功能有：

（1）爱憎功能。亲昵的视线沟通可以打破僵局，谈话双方的目光可长时间相接。深切地注视，是崇敬的表示；眉来眼去，暗送秋波是情人沟通感情的形式；横眉冷眼，是仇人相见的目光较量。若在公共汽车上对异性死死盯视，则可能伤害他（她），引起不愉快的结局。

（2）威吓功能。用视线长时间盯视对方还有一种威吓功能。警察对罪犯、父母对违反规矩的孩子，常常怒目而视，形成无声的压力。

（3）补偿功能。两个人面对面交谈，一般的原则是说者看着对方的次数要少于听者，这样便于说者将更多的注意力集中到要表达的思想内容上。

（4）显示地位功能。如果地位高的人与地位低的人谈话，那么，地位高的人投予对方的视线，往往多于对方投来的视线。

2. 目光的具体运用

目光在具体运用时，沟通者要增强自觉的控制能力，要使眼神的变化有一定的目的，表现一定的内容：热情诚恳的目光示意亲切；平静坦诚的目光示意稳重；闪耀俏皮的目光示意幽默；冷淡虚伪的目光示意不悦。具体包括：

（1）环顾。视线有意识地自然流转，观察全场。

（2）专注。目光注视着对方。在有较多听众的场合，可把目光较长时间地停在某一个人脸上，然后再变换注视对象。说话人和听话人目光对视可起到感情和情绪微妙沟通的作用，有助于了解对方的心理及其变化。目光专注还表现出对对方的尊重，对所说的内容的重视。

（3）虚视。目光似视非视，好像在看什么地方、看什么听众，但实际上什么也没看。这种目光一般适用于同较多的人谈话的场合。虚视的范围一般在听众的中部或后部，虚视可以穿插于环顾、专注之间，用以调整、消除环顾所带来的飘忽感和专注可能带来的呆板感。"视而不见"的虚视还可以消除说话人的紧张心理，帮助说话人集中精神思考讲话的内容。

（三）手势

1. 手势的含义

即以手的动作态势示意。手势语是通过手和手指语来传递信息。它包括握手、招手、摇手示，手和手指动作等，手势作为信息传递方式，是先于有声语言的。所以，手势语在日常沟通中使用频率很高，范围也较广泛。作为人体语言一个重要方面的手势，在沟通中起着不可多得的作用。在人际沟通中，人们常常以手势语符号表情达意。如在说得激动时，往往攥紧拳头；谈到高兴之处，往往双手舞动。使用汉语的人们通常以跷起大拇指表示赞叹。

2. 手势的要求

一般说来，手势的运用应该明确精练，体现个性。明确精练，指在谈话时应该配合有声语言的内容，使手势成为有目的的动作。体现个性，指运用手势配合表达的作用，应当显示个人风格，显示个性特征。手势的活动同说话人的性格、气质是紧密相关的。爽朗敏捷的人同内向稳重的人的手势肯定是有明显差异的。

3. 手势的作用

手势在人们的社会互动中可以起下列作用：

（1）人们常常用手势来代替语言行为。比如：用手的晃动，表示拦车；用手的左右摇摆，表示否定或制止。

（2）用来强调某一问题，或通过这种非语言方式描述语言。例如，在一些社会工作中,手势还是一种专门的语言。比如,在体育比赛中,裁判员用手势向运动员发指令和报告运动情况;在交通管理中,管理员用手势指挥车辆;在建筑工地上,调度员拿着小旗子打手势;在舞蹈中,手势是一种十分重要的造型语言。

(3)给说话者提供缓解紧张的机会。也就是说手势象征着说话者的情绪状态。不同的手势可能传达一个人的焦虑、内心冲突和忧虑。小孩要恢复信心、鼓起勇气就吸吮大拇指,学生担心考试会咬指甲或咬笔;而成人遇到棘手的事可能会猛地拉头发。在面对面的交谈或辅导过程中,接收谈话的一方会双手紧绞在一起或反复摆动,加之身体坐立不安,往往表明其情绪紧张而难以接近。

(四)仪表

一个人的仪表包括相貌、身材、衣着、装饰等。相貌和身材是人生来就具有的身体特征,而衣着、打扮却是按照人们自己的审美观和标准刻意追求的外在美的显现。护士的仪表,应是整洁、美观、大方、朴实的,不应是衣冠不整、蓬头垢面、邋邋遢遢,或者浓妆艳抹、袒胸露臂、娇里娇气。

(五)姿态

1. 行走姿态和要求

每个人的走路姿势都有所不同,熟悉的朋友一眼就能认出他来。其中,有一些特征是由于身体本身的原因造成的,但是,步率、跨步的大小和姿势也会随着情绪的变化而改变。如果一个小孩很高兴,他会脚步轻快;反之,就会双肩下垂,走起路好像鞋里灌着铅一样。一般说来,走路快而双臂摆动自然的人,往往有坚定的目标,并积极加以追求;将双手插在口袋中,即使天气暖和也不例外的人,喜欢批评而颇具神秘感,常常显得玩世不恭。因此,对行走姿态的要求是,人体不仅要直立,还要开阔,肩不要向前抠,胸要挺,手臂在身体的两侧自然下垂,手心向里,中指微贴裤缝;从侧面看,从耳与面处,于脚的踝骨两侧,也要拉成一条竖直的虚线;腹部平,胸向前上方挺出,这样的站立姿态,才能给人一种挺、直、高的美感;行走的正确姿态是轻、灵、巧。行走时,要挺胸抬头,以胸带动肩轴摆动,提髋、膝,迈小腿,脚跟落地,脚掌接趾推送,不要重心后倒。

2. 静态姿势和要求

静态是以身体在某一场景中以静态姿势表示意义。常有"漠不关心"、"屈从"、"疑惑"或"无可奈何"等不同态度;也有西方人习惯的耸肩姿势,表示对某事或某人感到"莫名其妙";还可以是一种"自满"心理的流露,又可以是"厌烦"、"气愤"、"漫不经心"的表示。对静态姿势的要求是:坐姿要端正、舒适、自然、大方;在社交场合,不论坐在椅子上或是沙发上,最好不要坐满,上身应端正挺直,不要垂下肩膀,这样显得比较精神,但不宜过分死板、僵硬;坐的时间长了如觉疲劳可靠在沙发背上,但不可把脚一伸,半躺半坐,更不可歪斜地摊在沙发上,坐时两脚要并拢或稍微分开,男性可以跷"二郎腿",但不可跷得很高,不可抖动;女性可以采取小腿交叉的姿势,但不可向前直伸;坐着交谈,上身的前倾度应该掌握好;自然直坐,显示一种平和自信的谈话姿态;适当前倾,显示关注认真的积极态度,同时还表示了尊敬对方的意味;完全后倾,应尽量避免,那样显得旁若无人,毫无顾忌,或是表示对谈话及交谈人的冷淡;站着谈话的时候,要站直站稳,不能耸肩屈背,东倚西靠。

(六) 空间控制

1. 空间距离的类型

一般认为有 4 种,亲密区、个人区间、社会区间和公众区。个人社会区间的距离一般是 0.46～1.22m,社会区间的距离一般是 1.22～3.66m,公众区的距离一般是 3.66～4.57m。空间距离的必要性。一个人需要多少空间领域,情况千差万别,不能一概而论。但每一个人在心理限定上的空间感觉,必然成为自己与他人之间的一种物理距离。即使再拥挤,也需要有距离。距离是人类出于"防卫"的潜在需要。大到国家的疆界,小到庭院的篱笆,具体到每个人对空间领域的本能需要。例如,在医院里,许多患者发现,随着物理空间的丧失,他们也失去了自己的隐私,这是他们必须承受的最大压力之一。唯一的解决方案是要尊重人们对物理隐私的需求,并且无论多么困难,都要想办法满足它。一些医院为了做到这一点,允许患者有时在周围拉上帘幕,即使他们并未在进行治疗。

2. 空间距离是沟通手段

空间距离之所以成为一种沟通手段,就是因为不同的沟通距离和不同的空间方位不仅标志着人们不同的情感关系,而且影响着人们的情感表达。一般说来,交往双方在相当近的距离内,可以通过视觉密码、热量密码、嗅觉密码、噪音音量密码传递信息,产生情感压力,有助于情感的沟通。视觉密码指面对面地直视,在目光接触中,双方能更清楚地看到对方的容貌气色和表情,产生一种新的视觉感受。热量密码指双方相距甚近时,能相互感受到对方身上散发的热量,给人一种强有力的情感刺激,产生新的触觉感受。嗅觉密码指两人靠近时,相互之间可以嗅到对方身上的气味,产生的嗅觉感受,有助于双方感情的同化。噪音密码指两人接近,不但能听清语言而且还能听到发音时的噪音、呼吸声,产生微妙的听觉感受,有助于感受到语言的情感。

(七) 触摸

1. 触摸的含义

触摸可以是一种有用的沟通方法。在不适于用语言表示关怀的情况下可用轻轻的抚摸来代替,抚摸可使不安的人平静下来,对听力或视力不佳者,抚摸可使对方引起注意,起加强沟通的作用。

2. 触摸的效应

触摸可以有正效应,也可以有负效应,影响因素有性别、社会文化背景、触摸的形式及双方的关系等。如男女有别,东西方的不同礼尚规范等,若使用触摸不当,反而会起不良作用。

3. 触摸的方式和要求

贯穿于各种文化中,男子与妇女们发展起由身体接触来表明彼此间接受为伴的种种方式。接触在见面时建立起关系,又在别离时确认了它。一次握手、一个拥抱、一个亲吻(依赖于文化和关系亲密程度)是对言语的重要补充。

在职业关系中,接触显然不像在个人关系中那么重要。然而在如护理(尤其是临终护理)这类职业中,它是治疗作用的一部分。研究表明,许多人在病中或遇到麻烦时,会仅仅由于他人把手放在他身上而感到安慰。

在非医学职业中,接触也能传递热情(在见面和分离时)、同情和宽慰。但问题是这种接触什么时候就超越了从职业到个人之间的界限?在职业关系中,双方间必须保持一定的社会距离,而许多职业工作者觉得接触危及到这种距离。他们或者担心对方会对之产生误解,尤其当他或她是异性时,或者在接触或被接触时会感到尴尬和窘迫。

最安全的对策,当然是限制接触不超过礼仪上的握手。然而在有些情形中,训练有素的职业人员甚至不愿把安慰性的手置于深陷忧伤悲痛中的当事人的臂上或肩上,通过这种疏远无误地传递出冷漠和离析的信息,从而破坏了他们煞费苦心想与当事人建立的亲善关系。

职业性接触的适用与否当然依情境而不同。一个黄金法则是不应有人为这种接触而感到受威胁或侵犯。除了医疗性接触(如护理中)的情况,最好只接触人们的手臂和肩。另一法则是最好避开那种做作的和尴尬的而非自发的和自然的接触,这种接触可能使双方都不好受,甚至有损关系。

(八) 副语言

副语言又称辅助语言,指有声而无固定意义的声音符号系统。

按照发声系统的各个要素,它可以分为音质、音量、音幅、音调、音色、语速、节奏等不同种类,包括语言行为中的咳嗽、呻吟、叹息、嬉笑声、"口头禅"、鼓掌声等功能性发声。言语行为者利用功能性发声,主要是为了表明某种情绪或态度的状态。显然,唉声叹气意味着身心疲惫或处境不妙;朗朗笑声则是心情舒畅的标志;击节鼓掌则是心情喜悦的表现,在不同的言语环境中可表示高兴、欢迎、赞成、鼓励、支持等具体含义;有意咳嗽是一种提示信号,或唤起对方注意,或向对方表示警告,或表达自信与自豪的情绪;而讲话中的"这个"、"嗯"之类的口头禅则表明言语行为者心情紧张或是思路不畅。

　　声音还是一种感情密码。发声系统表现的特点不同,反映人们的情绪情感也就不同。一定的发声特点标志着一定的情感和态度。一般来说,表示气愤的声音特征:声大、音高、音质粗哑,音调上下不规则、变化快、节奏不规则、发音清晰而短促。表示爱慕的声音特征:音质柔和、低音、共鸣音色,慢速、均衡而微向上升的音调,有规律的节奏以及含糊的声音。

第四节　非语言沟通的禁忌

在非语言沟通的范围内,一些应禁忌的不良举止行为,应引以为戒。

一、头部动作

(1) 目的摇头晃脑。盲目的摇头晃脑是一大忌,会给人一种讨厌的感觉。

(2) 经常性地挤眉弄眼。一种过度滑稽的感觉。

(3) 两眼死盯住别人不放或闭眼听人讲话。一种极不尊重人的感觉。

(4) 用眼睛四处搜寻别人的房间。给人的感觉就像侦探。

(5) 板着面孔斜眼看人。也是一种极不尊重人的感觉。

(6) 冲人龇牙咧嘴,吹鼻瞪眼。给人一种自卑的感觉。

(7) 抽鼻子,叭嗒嘴,向下流鼻涕、流口水。给人一种猥琐的感觉。

(8) 未说话先咳嗽清嗓子,倒吸气,说话时向别人脸上溅唾沫星子。给人一种极不文明的感觉。

(9) 看书报时张着嘴或蘸唾沫翻书页。给人一种不拘小节的感觉。

(10) 冲着别人打哈欠、打喷嚏。给人一种没教养的感觉。

(11) 无论对方心情如何都对人家傻笑。给人一种不礼貌的感觉。

(12) 吸烟时吐烟圈或从鼻子向外喷烟。给人一种傲慢的感觉。

二、手足

(1) 情绪一激动就手舞足蹈,忘乎所以。

(2) 有人无人把手指掰得嗒嗒响。

(3) 数钱用手蘸唾沫,甚至用舌头舔手指。

(4) 把手放在嘴里咬指甲。

(5) 在大庭广众下伸手到裤中去搔痒。

(6) 夏天把手伸到衣服里去揩汗或搓汗泥。

(7) 随便用手剔牙,抠牙屑,挖鼻孔。

(8) 擦完鼻子往衣服上揩拭。

(9) 握手时过分用力或者"死鱼手"（即毫不用力，好似让对方握住一条死鱼一般）。

(10) 说话时用手指点对方。

(11) 坐长椅时跷起二郎腿或把腿颤动不止。

(12) 把腿、脚摆到桌子上或伸到前边座位上。

(13) 跟上级或长辈说话时叉腰或两腿叉开，一种居高临下的架势。

以上种种都是不文明、不礼貌的行为。

第五节　特殊医患关系及处理

一、困难的医患关系成因和应对策略

(一) 困难的医患关系及成因

1. 在技术及互动过程方面

主要表现在语言不通、文化障碍、病人记忆力缺损或认知障碍、时间不足、医师疲倦或分心、病人某些沟通（沉默不语、欲言又止、不知所言）激怒医师，医师使用较多的医学术语。

2. 病人难以启齿的话题

如在性、虐待（性）、药物滥用、家庭秘密（婚外情、堕胎）等方面。

3. 医师难以启齿的话题

虐待（性）以及不同意前一位医师的意见。

4. 医师的期望未被医患关系满足

主要包括被病人需要的欲望，提供照顾得到的满足感，处理重大生物医学问题遇到的挑战，病人合作与满意的水平。

5. 医师常规（家庭、文化、社会、伦理、种族）受到病人的挑战

包括病人详细询问医师的建议，要求额外的检查和治疗，引用非医学专业出版物的特殊医疗建议，想信偏方，不按医嘱执行等。

6. 病人方面的问题

如病人对治疗目标有不切合实际的期望，对诊断有不同的看法。病人有特殊的人格特征，如忧郁症、恐慌症、身心疾病等。

(二) 困难医患关系的处理

1. 保持对病人的专业情感

医师应基于善意，保持慈善动机，去对待每一个病人。一旦受到挫折，应该自

问几个问题:病人哪种行为引起自己的不悦？病人的行为目的是什么？医师本人哪种行为引起病人不悦？

2. 使用有效的沟通和交谈技巧

医师要有心理和社会学方面的知识,要通过病人和病患家属的反馈改善自己沟通的技巧。另外,应探究并顺应病人的沟通方式,必要时请家属协助沟通;医师还应具备有效使用宽心治疗技巧的能力。

3. 医师必须注意病人是否患有精神病

首先医师应有辨别精神病病人的技术,必要时向家属查清病人的精神状况。

二、棘手病人

(一) 概述

1. 定义

棘手病人(difficult patients)是指基层医师难与其形成行之有效的医患关系的病人。这些病患者因其内在的心理社会因素,导致医患关系较差,治疗效果不好,形成疑难杂症,甚至产生不愉快。

2. 医疗结果

首先,基层医疗中的棘手病人可能是医师挫折感、心情低落的原因之一,医师常常害怕看到他们,而且能形成医师困扰,甚至导致医疗纠纷。另外,棘手病人可能常换医师或同时看几位医师,常坚持昂贵的药物治疗和检查,导致医疗费用浪费,增加医源性伤害的风险。

(二) 棘手病人的临床表现

1. 躯体化病人

此类病人以"身体状况"来表达个人的心理压力与不适,诉说自己有问题,以避免责任,或获取他人的关心,有些模仿父母或他人,常误导医师治疗方向。

2. 长期受苦、自虐而又拒绝受助的病人

此类病人求医行为表示内心有"持续生病感觉",有"一直需要受照顾"需求,这些人四处求医,积极接受所有可能得到而并非必要的检查与诊断方法;或虽然不断抱怨"治疗无效",但仍持续向同一位医师求诊,使好心想帮助他的医师倍生挫折感。

3. 挑情病人(seductive patients)

富有戏剧性、过度情绪化、做作、善变、喜欢引起他人的注意。此类病人依据"习惯"向医师表现性吸引力,目的在于表达自己,渴望获得支持、保护,并非真正想挑起"男女之情"。但如是异性,尤其是女性病人,往往造成男医师的同样情绪。

4. 被动、依赖、对医师过多要求的病人

此类病人常提出过分要求，看诊次数多，在医师休息时间要求就诊，要求过多的检查、药物，使医师感到讨厌。

5. 让医师痛恨的病人（borderline personality）

此类病人同时看诊多位医师，对医师的评价两极化，当新病人极力赞美初诊医师时，同时又对曾看过诊的医师表现出强烈的不满。

6. 过度警觉且多疑的病人

此类病人往往对人采取不敢信任的态度，总认为人是自私的，总是存心不良，只顾自己不顾他人，结果变得敏感、多疑、总有戒备之心。这类病人会对别人的"理解、同情"产生疑问，"他（她）为什么对我这么好？"，从而造成医患之间的隔离。

（三）如何处理基层医疗棘手病人

处理这些病人，首先是医师能辨别出病患的内在情况，然后致力发展可以提高医疗效率、支持病人情感或需要的关系网络。

1. 躯体化的处理技巧

对早期具有躯体化的病患，医师可以教育病患对自己的"疾病"有全面性了解，进行"支持性心理咨询"，增强病患处理压力的能力。如果躯体化已经固化，此时可尝试变换工作方式，将病患视为"完整的人"，探讨其生活史、期望、感受、与家庭一起进行探讨病患"内在痛苦"，帮助其渡过难关。

Mc Daniel 提出处理躯体化的原则：

（1）一开始处理病人问题，就要评估"生物医学"与"心理社会"的组合因素。

（2）诱导病患叙述症状，但不能让症状主导会谈。

（3）发展与病人"共同努力"的协作关系，千万避免医师是万能的权威的观点。

（4）定期约诊病人，不依病人病情变化为诊治时期。

（5）和家庭保持积极联系，构成协调网络。

（6）探讨病人最近遭受生活压力事件。

（7）以功能变化而不是症状改变来评价治疗效果。

2. 磋商（negotiation）技巧

（1）医师引导病人提出病人"对疾病的解释"和"疾病带来的问题"。

（2）医师用通俗的语言提出医师"对疾病的解释"。

（3）发展共同的对"疾病的解释"。

（4）病人对医师的建议可以接受、拒绝，如拒绝应转诊。

（5）双方监督执行其协商的建议性治疗方案。

3. 宽心治疗（reassurance therapy）

宽心治疗如使用得当，可以有效地缓解病人面对死亡与残障产生的焦虑。实行步骤如下：

（1）让病人详细描述症状。

（2）诱导出症状的情感和内涵。如合乎现实的恐惧、不合理的害怕等。

（3）适度和完善的身体检查。

（4）确立诊断，包括"非生物医学"的病理生理解释。特别需要医师提供宽心及沟通的诊断：与心理压力、情感有关的诊断包括慢性病、紧张性头痛，明确的精神病诊断，包括广泛性焦虑症。

（5）以自信的态度向病人详细解释症状的意义。

（6）以表达宽心与支持做终结。

尽量保护病人避免不必要的检查、药物和手术。

基层医师要保持"平常心"，避免反转移反应，即对病人赞美之词还以过度的喜悦反应，或以怒气面孔面对病人挑斗之词。

努力提高诊断精神疾病的能力。

善用医疗团队力量。

第九章 医患关系的实证研究——案例与分析

医改新形势下的医患关系作为一种最基本的社会关系,已普遍受到人们的关注。随着患者法律意识的增强和举证倒置实行后,医疗纠纷呈现快速上升趋势,法院医疗纠纷受案率增长很快,成为社会热点问题。一方面患者认为自己的权益无法得到保护,另一方面医院及医生认为处境困难,常要承担一些莫须有的罪名,导致一些医生在医疗过程中顾虑重重,回避一些风险大却对病人有益的治疗活动。有效的医患沟通是化解医患矛盾、建立和谐医患关系的正确途径和有效方法之一,医护人员不仅仅要有高明的专业知识和技术,更要具有高尚的医德和与患者沟通的技巧,以高明的医术和优质的服务赢得患者的尊重。世界医学教育联合会《福冈宣言》指出"所有医生必须学会交流和人际关系的技能,缺少共鸣(同情)应当看作技术不够一样,是无能的表现。"把医患沟通技巧提到和医疗技术同等重要的地位。

沟通是一门艺术,能恰当而灵活地运用沟通技巧是我们建立良性医患关系的关键。传统的沟通技巧包括倾听、提问等语言沟通技巧和体语、触摸等非语言沟通技巧,尤其是眼神的运用,泰戈尔说,一旦学会了眼睛语言,表情的变化将是无穷无尽的。除此以外,一次完美的沟通,还应蕴含更高的人文底蕴和职业道德,比如考虑到患者的年龄、疾病的特殊的心理反应、宗教信仰、文化背景、生活习俗、经济条件等,这样能更快进入对方的信息通道,进行有效沟通。下面我们从临床具体案例中来看医患沟通技巧在临床医疗实践中的具体应用,也许对您有所启发。

第一节 内科主要医患问题与对策

一、内科患者的特点

内科病情复杂,病程长,患者普遍存在焦虑、恐惧、沮丧、疑病药物依赖、拒药心理、猜测心理等。特别是癌症病人在愤怒期时看谁都不顺眼。

二、内科医患沟通技巧

希波克拉底说过:"医生有三大法宝——语言、药物、手术刀。"了解什么样的人生了病,比了解一个人生了什么病更重要。而内科医生靠的就是沟通和药物,内科沟通贯穿在整个诊疗过程。针对内科病人的特点,内科沟通技巧要做到"12345":1个技巧:多听;2个掌握:病情、检查结果、治疗情况,费用情况、患者及家属心理状态;3 个留意:对方的教育程度、情绪状态,对病情的认知态度、对交流的期望值,自身情绪反应;4 个避免:避免过激的话,避免过度压抑对方情绪,刻意改变对方观点,避免过多的专业术语,避免强求对方立刻接受医生意见;5 个注重:态度端庄,语言通俗,语气温和,注重身体语言,注重对方身份、地位、年龄、文化背景。

三、内科医患沟通案例

案例 1:良好的沟通让病人依从性好

73 岁的离休干部李老有多年糖尿病病史,最近突然感觉胸口有些憋气,走路有些喘,但又不那么明显,门诊医生告知"糖尿病并发心肌梗塞,最好马上手术治疗。"住院后等了一天,一位负责医生说,"需要会诊讨论治疗方案"。等了两天又说需要请一位专家来加入方案讨论。第三天、第四天……李老等待着,猜测自己病情的严重程度。终于,在入院一周后,医生跟李老说:"你也看见了,我们这么多专家一起讨论了很长时间,你的病要想治好是不可能的了,因为你年岁太大,有多年糖尿病史,如果手术,麻醉这关你就挺不住,切口也很难愈合。"李老感觉自己大限将至,俗话就有:"73、84,阎王不请自己都要去",本地老百姓也说 73 岁是一个鬼门关。

从那以后,李老拒绝治疗,家属对所有医护人员的话很反感,向院长投诉。院长请内科主任亲自处理。内科主任来到李老床边诚恳地说:"李老,您好,我是心内科主任,今天来看看您,首先我代表我科医护人员向您道歉! 不过您现在虽然遇到一点麻烦,不过您别着急,看我能不能帮助您。糖尿病导致心肌梗塞是一种慢慢积累成的疾病,所以您之前没觉出这个病的严重性,是可以理解的。您想马上手术,我很佩服您的勇敢,但现在遇到点特别的情况,因为手术需要全身麻醉,您目前的身体情况,恐怕承受不住麻醉药对您心脏的考验。不过,李老,您别着急,手术这个办法咱们使不了,但是也可以药物治疗啊,我们正邀请本市最有权威的专家一起来讨论您的治疗方案。您如果合理地吃药,也可以让您的身体恢复起来。至于 73 岁是鬼门关的传说一点科学道理都没有,我就看好很多 73 岁的病人。"

李老听后非常配合医护人员的治疗,一个月后好转出院。

沟通技巧:

(1)主任先做自我介绍,接纳病人的情绪,态度诚恳,为下一步的解释做好准备。

(2)在解释不能手术同时,让病人知道医生们正在尽最大努力帮助他,只要他肯配合治疗,病情会控制的,避免了矛盾的激化。

(3)用自己成功的经验打消病人对 73 岁这个传闻的恐惧。

(4)主任整个沟通注意到对方的特点,非常口语化。

案例2：不良沟通差点要了他的命

患者72岁，男性，高血压病史15年，服药：硝苯地平缓释片：10mg，每日两次，拜阿司匹林每晚75mg。血压一直控制在130/80mmHg以下。去年大年三十下午，正是大家阖家团圆、欢度除夕的时候，这位患者由老伴陪着来到社区卫生站测量血压。经测定，血压：110/70mmHg，心率：68次/分。医生觉得这个时候来测血压有点蹊跷，就问他们："叔叔阿姨，年夜饭做好啦？""嗯，做好了！""哦，是不是发生了什么事，叔叔才来测血压呢？"老伴抢着说："就是呀，我和孩子们在忙饭，他一直在睡午觉，饭好了，让他帮着摆个酒杯，他手一哆嗦，打碎了酒杯，说不知道为什么右手一点力气也没有。"医生一听知道不是小事，但还是很镇定地对患者和老伴说："叔叔阿姨，我有个建议，要过年了，叔叔突然觉得右手没力气，可是我测血压都是正常的，服务站设备有限，为了我们大家都能安心过好年，我现在陪你们去市医院详细检查一下，排除一下其他因素，好么？""好是好，就是耽误你过年了。""没关系呀，如果叔叔没有问题，我们就更安心了。"就这样，医生立即招来坐出租车，搀扶着患者，带他们去市医院做了检查。CT显示，病人发生脑梗塞，遂住院治疗。因为救治及时，病人14天出院，回家过的小年。经过一段时间调理，现在恢复得挺好。他是书法爱好者，现在又能重新拿起毛笔了。

沟通技巧：

(1) 注意用对方的语言说话。比如：称呼等。

(2) 重视社会文化背景，中国人对春节特殊的感情，一般人不会来看病。

(3) 注意非语言的表达：搀扶等。

(4) 把关心病人放在首位，让其无阻抗及时转诊。

(5) 用"内紧外松"的镇定语言，稳定了患者情绪，以免病情恶化。

案例3：一例"心绞痛"应急处理的沟通

患者，女，65岁，三年前安装过心脏起搏器。因与别人口角，情绪波动过大，引起应激性心绞痛，家人打电话给社区医生。

社区医生急忙赶到家里，发现患者面色苍白，冷汗淋漓、四肢厥冷、脉搏弱120/min，BP：70/30，立即给服用速效救心丸。这时社区医生发现患者脖子上挂了白金"十字架"，医生把双手放在患者双肩上，半拥抱她说："您受委屈了！我们都是耶和华主的儿女，是主派我来看望您的！""现在您跟着我做三个深呼吸，完全的放松自己，好！就是这样，呼气时感受双肩下沉，全身放松的感觉。"患者很配合一起做深呼吸，三个深呼吸后她心率降至100次以下。接着医生让她把所有的委屈在心里对主说，患者闭上眼睛，双手合十，一直在低声祷告，医生和她做一样的动作。

10分钟后,祷告结束,患者情绪完全平复,脸上绽开了笑容。这时医生拉着她的手说:您会唱那首很著名的基督教歌曲"生命之河"么,让我们把心中乌云都飘散。患者不由自主哼起这首歌,再测生命体征都完全正常了。对医生连声"谢谢"!

沟通技巧:

(1) 尊重对方的信仰,并把这个作为切入点,迅速进行深层次沟通通道。

(2) 肢体语言的运用,眼神的接触等。

(3) 接纳对方的情绪,用宣泄法释放愤怒,缓解躯体症状。

(4) 把握好沟通关键点,用"先跟后带"法,把她的认知带到医生的思路上。

(5) 找出双方的共同目标:是为了让患者更健康,达成一致!

案例4:"伊丽莎白"医闹

周一早晨服务站一开门,辖区内一个60多岁的阿姨就站在门口骂,一些居民围在门口,站长很熟悉这个阿姨,有点癔症型人格,邻居都不敢招惹她,不过一直和服务站几位医护人员关系还可以,今天这是怎么啦? 站长赶紧打开服务站门,请她进门说,立即给她泡杯茶,拉着她的手说:"阿姨,是我们站谁让您这么生气呀,我来找他。"她说:"站长,你不要多管闲事,我不是来找你们的,我是找昨天来上专家门诊那个恶毒的女人。今天她要是再敢来,看我不揪掉她的头发,打烂她的嘴! 害我半夜胃部差点穿孔,不赔偿我5万元我就让她好看。""哦,您说的是我们内科主任,是我请每个周六要上一天专家门诊,她内科造诣很深,可能是她不知道阿姨一直是我们贵宾,慢待您啦?""她不配当医生,更不配当主任,昨天我尿路感染,她给我输左氧氟沙星,害得我半夜胃痛,每次你们站医生都是给我用氨苄输液,回家什么问题都没有,而这个狐狸精想谋害我!"这个时候站长想起有一次从外面随访回站里,值班医生(一个返聘的退休老中医)开玩笑说:"站长,今天我们站蓬荜生辉了吧,因为伊丽莎白来了。"见站长丈二和尚摸不着头脑,老中医指着这位阿姨说:"看她今天这个白纱巾多漂亮呀,所以她就叫'伊丽莎白'了。"当时这个阿姨顿时像一个扭捏的小女孩一样。站长说:"伊丽莎白阿姨(听到这个称呼,她眼睛一亮)让您受苦了,不过您以前也用过左氧氟沙星的,不信我可以调出电脑记录给您看。""不看就是不看嘛(她有点在撒娇了),我就是不给这个狐狸精来这里坐诊。"站长试探着问:"伊丽莎白阿姨,您以前和这位主任见过面么?""没有,我见到她就非常生气,昨天还有人夸她年轻漂亮,看我不把她搞臭!""哦,她只是漂亮,哪里有我们阿姨的风韵呢? 很多人在我面前提过,阿姨当年的扮演李铁梅红遍全省,等到她像阿姨您这么大的时候,都不会老成什么样,绝对没有阿姨您现在年轻。"她得意看着众人,扬起眉毛,调皮地笑了。站长趁热打铁说:"阿姨您是资深美女,有这么一个比您差多的美女来我们站里,正好更衬托您不同凡响的韵致和胸怀。如果今天晚胃部再不舒服,您可以随时给我打电话,好么?"她开心离开服务站,对这位阿姨,一直确实是服务站特殊客户,大家都知道她年轻时是京剧团台柱子,后来因为感情方面受到挫折,变得神经兮兮的,讨厌漂亮女人。

沟通技巧:

(1) 充分了解这个人主要背景,用她最爱听的话,先缓解她的情绪。

(2) 用"面质"等技术,让她自己看到不是医生真有什么过错,只是医生触动了她的情结。

(3) 引导她换个角度看问题。化解了一场医闹闹剧。

第二节　外科主要医患问题与对策

一、外科医患关系的特点

外科患者大多数情况紧急,这就要求医护人员办事效率要高。随着外科学的发展,外科手术范围越来越广,分工越来越细,对医护人员的挑战也越来越大。外科手术是外科主要治疗方法,无论哪种手术对病人生理和心理都是强刺激,这种刺激通过交感-肾上腺系统的作用,使病人的心率加快,血压升高,如得不到缓解,将影响手术效果,加重术后情绪障碍或引起并发症。外科作为医疗行业中高风险的科室,外科医生证据意识强化导致的保护性医疗、医疗保险制度的不健全、外科学技术主义的泛行、医学人文精神的缺失、医患沟通障碍等都使外科面临着更加紧张的医患关系环境。

二、外科医患沟通技巧

处在这样一个医疗环境中,外科医师该如何处理医患关系显得尤为重要。针对外科手术多的特点,应重点要加强对外科病人的围术期沟通,这里包括麻醉师、护理人员和辅助科室医生的沟通。外科一个普通病人住院期间至少不能少于4次正式沟通,并要记录在案:首次正式沟通可安排在第一次查房对病人情况充分评估后,急诊病人务必在6小时内完成;第二次安排在重大检查或者术前,要充分告知利与弊,做到知情同意,签字备案;第三次沟通在术后当日就手术情况、后续治疗和术后并发症的可能,充分与家属沟通(不做手术不需要这次沟通);第四次出院前沟通,可以请病人谈谈对医护人员看法已经后续治疗与出院后随访等。

三、外科医患沟通案例

案例1:"吓死"病人

2004年9月1日《江南时报》报道：某医院发生离奇医患纠纷——医生透露病情"吓"死患者？一名60多岁的泗洪县太平镇的老太太，因患胸部肿瘤于2004年8月18日来医院检查并住胸心外科，由于老太太对手术非常恐惧，其家属一再要求医生对病人要淡化病情，为了给病人做手术，医生和家属对病人都称是小手术。然而在手术前一天即8月28日一位20多岁的女麻醉师来到病人床前做检查，发现病人瘦弱，便对病人讲"你的病情很重，需要做开胸手术，你要做好准备！"此话一出，老太太当即吓得面如土色，突然倒在地上不省人事，抢救90分钟后医生宣布病人死亡。

沟通技巧：

（1）医生和家属对患者称是小手术，这是考虑到患者的恐惧情绪，采用善意的谎言可以起到稳定患者情绪，起到保护性医疗作用。

（2）麻醉师只看见"病"，没看见"人"，没有考虑到老太太特殊心理状态，导致无法挽回的严重后果。

案例2：四句话摞倒病人

一位偏远山村的农民，胸口疼好几年，一直没当回事。现在新农合政策好，看病能报销。他就来到县医院想让医生彻底查一下。谁知道这位大夫什么什么话没说，给他开一堆需要检查的单子，忙了一上午终于查完了，谁知这位医生看到检查报告面无表情说："你来晚了"。

第二句话说："没治了。"

第三句话说："回家吧。"这时，病人精神上已经快受不了了，急忙央求医生说："大夫，您给看看还有没有其他办法，求求您了。"

医生的第四句话，让这个病人当场就站不起来了："你早干什么去了？"患者不甘心去市医院检查，被告知胃部有肿瘤，做了胃部分切除手术，术后恢复良好。但是他想起县医院那位大夫越想越生气，就投诉，要求道歉赔偿5000元精神损失费。

沟通技巧：

（1）这位医生首先医德修养不够，让辅助检查仪器充当了物化的媒介，本身就导致病人心里不舒服。

（2）医生的四句话给病人的信息时自己被判了死刑，没治了，从头到尾都没弄明白自己是什么病，自己医术有限，医不好病，应该建议转诊。

案例3：一起B超检查引起患者身亡

一位来自农村的50岁女性患者，因患胃体部肿瘤收入普外科病房进行手术。由于患者心理负担很重，确诊为肿瘤后，患者的丈夫向经治医生提出尽量不要让患者知道自己患了癌症。医生为她做了全胃切除并空肠代胃手术,手术顺利,术后恢复良好。出院前一天,医生为她做最后一次B超检查。在检查中,患者一再询问B超医生自己胃部的检查情况,医生告诉她已经做过胃切除了。由此,患者意识到自己患的是癌症,因为是癌才会做全胃切除手术,患者越想越害怕,也不想花光家里的钱,于是当晚跳楼自杀身亡。患者的丈夫吵到医院,要求追究医院的责任,并向医院索赔人民币14万元。

沟通技巧:

(1)医院实施保护性医疗时,医护人员应该统一口径,床位医生如果和B超室医生沟通过,也许就不会出现这样的情况了。

(2)无论是临床医生还是辅助科室医生,在诊疗时,我们一定要注意到我们面前是一个"什么样的人",要确实对病人心理状态有所了解。

案例4:"想当然"耽误高考

患者19岁,还有一个星期就要参加高考。父母在外地打工,爷爷奶奶带着他来社区医院就诊。希望医生用好药快点治好,怕耽误孩子学习。主诉夜里呕吐腹泻,社区医生诊断为"急性胃肠炎",给予抗菌消炎补液处理,患者不见好转。医生说:"药物进体内有一个代谢过程,哪有那么快呀?回家睡一觉,明天继续输液就会好些。"输液晚患者回家,4个小时候出现剧烈腹疼难忍,立即去三甲医院看急诊,诊断为:"化脓性阑尾炎急性穿孔",立即剖腹探查,因为腹膜炎患者体质很差,无法参加高考。14天后虽然痊愈出院。但是家属把社区医生告上法院,认为是医生马虎了事,误诊才造成病人痛苦和耽误高考,要求赔偿10万元。

沟通技巧:

(1)对任何一个就诊病人,应该按照诊疗程序来做,不能只凭自己的经验判断。作为一个高年资医生如果认真检查,阑尾炎应该能诊断出来。

(2)当病人反应药物没有效果,没有引起足够的重视,用"想当然"来解释。

第三节 妇产科主要医患问题与对策

一、妇产科医患关系特点

妇产科包括妇科和产科,服务对象均为女性,更多涉及隐私保密问题。曾经有女同胞批评妇产科工作人员说:"请把裤子脱了"和"请把灯关了"那么自然,让人不舒服。

分娩虽然是正常的生理过程,但在产科医护人员一手托起两条人命,更应该精心。但是因为新生儿情况复杂，家属期望值高，医疗纠纷也是频频发生，使妇产科成了高风险职业之一。妇产科医患矛盾产生的主要原因有：妇产科医护人员专业技术不够过硬；个别人医德有待提高；有的法律意识不强，没有及时准确记录护理中发现的问题和诊疗情况；还有患者本身因激素水平变化导致心理敏感和社会因素等。

二、妇产科医患关系沟通技巧

（1）作为一个妇产科医护人员首先要加强医德教育：强化技术继续教育，提高技术人员的业务水平。

（2）提高法律意识，正确书写医疗文件。

（3）学会沟通技巧及时解决医患矛盾。

（4）注意保护隐私。

三、妇产科沟通案例

案例1：一起宫外孕急腹症的处理案例

夜班护士接到电话，一位擅自离开医院的陈旧性宫外孕病人，突然剧烈腹痛。值班护士疑是宫外孕破裂，立即报告科室领导，安排急诊手术。只见病人在她爱人的搀扶下，疼得大汗淋漓，见到护士就说："谢谢您们，都是我们的错，求求您们救救她！"护士立即用推车将她直接推到手术室，分秒必争地做术前准备。没有指责他们一句，因为现在救人要紧，不是讨论责任的时候。晚上值班护士刚接班，这位下午才住院的女士就要请假回家。值班护士翻开病历看了一下，诊断是"陈旧性宫外孕待排？"主诉停经 52 天，不规则阴道流血一周，B超宫腔未见胚囊，在市一院妇产科住院三天，用抗生素加止血合剂，今天出血停止，自动要求转到离家比较近的区医院。护士耐心和她解释说："非常抱歉，我不能准您的假，因为您是宫外孕待排，宫外孕一旦破裂会大出血，需要立即抢救的，宫外孕顾名思义就是孕卵着床不在宫腔，在输卵管或者其他地方，这些地方空间小，孕卵一旦长到一定程度一定会导致破裂，现在您虽然是孕卵可能已经死亡，这样更麻烦，会释放一些毒素进入血液，容易出血。您现在住在医院，我值夜班会随时观察您的情况，一旦发现有征兆，我们会立即帮您处理的！"这位女士哀求道："大夫您就行行好吧！我老公在部队，明天就要归队了，今天晚上就让我回家陪他一晚吧，再说了，我已经不出血了，市医院的医生都同意我转到您们这里，昨天晚上他们也准去我请假回家的！不会有问题的，其实我今天白天就可以直接回家的，是我老公不放心才要我来您们医院再看看，不然我给您写保证书，有问题一切与院方无关，全是我们自己的责任！"护士身体略向患者前倾，面对微笑不急不忙地说："您的心情我完全理解，您们结婚两年聚少离多,爱人明天就要归队了,您有太多的心里话要倾诉,在大病房确实不方便,但是又没有单间病房,这样吧,反正我值夜班,要不停巡视病房,您们可以在护士值班室谈谈心,但是不能过性生活,因为还没有完全排除宫外孕,剧烈运动容易导致宫外孕破裂大出血,再说阴道一直流血,也很容易造成感染。我不是怕对您负责任,您敢写保证书是因为您不知道这其中的厉害,我在妇产科上班都15年了,见过不少宫外孕大出血,都是从鬼门关才能把她们救回来的,您回家我实在不放心,就像一颗定时炸弹,不知道什么时候会引爆。"夫妻两人互相看看,一脸失望。

因为夜里有产妇要分娩,值班护士要去产房帮忙,观察这对小夫妻刚才的眼神夜里可能要偷着离开医院。护士不放心再次找他们谈,请他们写一份不离开医院的保证书,护士把不同意他们离开医院的理由都写在上面,要他们签字。他们很爽快签了,还说:"护士姐姐您忙去吧,我们哪里都不去,就在您值班室说说话,谢谢您了!"

没想到他们还是擅自溜出去住宾馆了,夜里突然电话说剧烈腹痛,幸亏护士在和他们谈话时给他们讲解了,宫外孕急腹症的症状,他们立即电话给医院,同时打车回拉了。

经过1个多小时紧张的手术,病人安全了。确实是因为性生活导致输卵管狭部破裂,好在来医院及时,出血量不多。两口子不好意思说:"谢谢您们,确实都是我们的错!"

沟通技巧:

(1)护士首先用同理心理解病人的心情,然后给沟通中"解释"的技巧他们讲解不能回家的原因。"解释"是非常重要的影响技巧,是医护人员从有关的理论和经验出发,不仅解释疾病症状产生的原因和可能存在的的潜在威胁,有时还用来解释患者情绪行为产生的原因。运用时,注意少用专业术语,用通俗易懂的语言比较好。

(2)用最人本的方法,让他们有说私密话的空间。

(3)通过观察,预测有可能出现擅自离院的情况,不得已请他们写保证书。

(4)出现问题时,以病人的生命为第一位,没有丝毫推卸责任。病人反而非常感激。

案例2:一次婚检引起的官司

1994年,丹阳市一对青年男女到当地卫生院进行婚前体检。接诊的妇科医生唐突的问了一声,你以前怀过孕吗? 女青年十分纳闷,立即回答说没有。该医生又信口开河地冒出了一句,没怀过孕大腿上怎么有妊娠纹呢? 女青年急忙解释说:自己原来比较胖。由于卫生院的条件所限,诊室与待诊区只是用屏风相隔,不料医生的这些话被等在屏风外面的男青年听到了,此时的男青年顿起疑心,好像五雷轰顶,不仅认为这是奇耻大辱,而且坚决退婚。蒙受不白之冤的女青年,为了自己的声誉,为了还自己一个清白,拿起了法律的武器进行维权。

经过法院审理,最后判决医疗机构赔偿原告 2400 元,并由卫生院和责任医生向原告赔礼道歉。法院认为医生的问话超过婚检的范围,属非法行为。

沟通技巧:

(1)医生专业知识不全面,其实妊娠纹也叫"膨胀纹",青少年男女在青春期因为缺水、饮浓茶习性等原因造成细胞分裂受到抑制,细胞数量受抑的结果会造成大腿等主要伸长部位缺失皮肤细胞,由别种细胞填隙形成的皮肤就显得不统一,在外观上成为妊娠纹皮肤。

(2)问话与服务项目无关,婚检是检查疾病,而不是好奇服务对象的私生活。

案例3:一位少女宫外孕留下的遗憾

妇产科一位少女因阴道出血在其母陪同下来医院就诊。自述是从单杠摔伤后腹痛不止。外科门诊检查未发现丝毫损伤的痕迹,透视也未查出疼痛和出血的原因。接诊医师根据观察和经验,怀疑其为宫外孕,建议转妇产科进一部检查和治疗。但是病人及其母亲都坚持少女未婚、月经一直正常,何来"宫外孕"而拒绝转诊。无奈之下医师把病人留观门诊观察室给予病人常规的止痛止血剂治疗。可是当天夜里病人就因宫外孕大出血导致休克而紧急住院,经全力抢救虽保住了性命,但却因宫体破裂出血过多而不得不摘除了子宫,留下终生遗憾。父母认为是医生误诊导致这样的后果,要求赔偿 10 万元。

沟通技巧:

(1)在患方不愿去转妇产科治疗的情况下,可以内部请妇产科会诊。医生没有尽到让患者知道不配合治疗可能导致严重后果。

(2)在遇到患者因隐私问题拒绝提供真实病史时,谈话可以说腹痛有多种可能,比如宫外孕会出现哪些症状,不及时救治会危及生命,那么也许患者会说实话,为治疗赢得时间。

案例4:"专家"的忽悠

患者,女性,42 岁,和老公一起经营企业。因为老公私生活不是太检点,让她患上尖锐湿疣,在当地医院激光治疗治愈。但是体检时发现轻度宫颈糜烂,建议她做 TCT 和 HPV 检测,报告显示 HPV 阳性。她紧张极了,通过熟人找到南京某大医院的妇产科主任,这位大专家告诉她:某些 HPV 病毒是一种 DNA 病毒,有很多型,有些型被分类成"高风险"病毒,因为他们引起细胞变异,并且可以导致生殖器官癌症：子宫颈癌、阴道癌、肛门和阴茎的癌症都有可能由 HPV 引起的。宫颈癌超过 99％ 都是由这些高风险的 HPV 病毒造成的。病人一听恐惧极了，连忙问专家怎么办？专家说："像到了您这个年龄，要不要子宫也无所谓了，反正不会再要孩子了，还不如直接把子宫和宫颈切了省事。"她问专家能不能亲自给她手术。无论亲戚朋友怎么劝说，让她先做保守治疗都不行，她认为大家想让她得癌症，好不容易大专家同意帮她手术，家里人拿她没办法只好让她去手术。手术后 3 个月复查 B 超，发现卵巢有黄素囊肿，本地妇产科医生问她手术后是不是补品吃得太多，停吃补品，只吃粗茶淡饭 3 个月试试能不能自动消失。她觉得医生拿她太不重视了，很生气。不放心再次去找南京专家，问专家会有什么危险？专家回答：如果过大的话，万一会蒂扭转，那就非手术不可，不然会出人命。这下不得了，她坚决要求专家再次亲自主刀给她手术。可是手术后一直没有小便，护士说手术中小便都导尿了，没有也是正常的。夜里她感觉一阵剧烈腹痛，当即做 B 超发现膀胱破裂，立即再次进手术室做膀胱修补术，原来是被她当作"神"的大专家把她输尿管当血管结扎了，院方主动向她承认错误，这次手术费不收了。她接受了调解，但是再也不会信任这位专家了。

沟通技巧：

(1) 专家利用自己的权威，错误诱导病人过度医疗。医患信息部对等，专家过分强调危害，没有说明 HPV 经过药物治疗很多很快成为阴性，不会发展成宫颈癌。

(2) 其实这位病人是因为夫妻关系出现问题，才会过分关注代表女性的器官。专家如果开始就考虑到这些心理因素，那结果肯定会不一样。

(3) 专家在过于劳累的情况下手术，马虎大意，犯了医疗差错。幸亏及时道歉和拿出补救措施，才没有使医患关系立即恶化。

第四节　儿科主要医患问题与对策

一、儿科医患关系的特点

儿科素有"哑科"之称，说的就是小儿语言表达能力差，对症状的描述不是太准确。由于小儿脏腑功能发育不完善，抗病力低下，有着起病急、病情变化快的特点。相同的临床症状在不同的年龄阶段的病因也各不相同。就诊时精神紧张而哭闹不安，尤其是有过看病、吃药、打针体验的患儿，面对医生更是紧张或恐惧，现在大多数是独生子女，家长缺乏疾病知识，孩子生病非常担忧情绪紧张在所难免，但是有个别家长对医生不信任，责难医生。当然有时也确实是我们医生工作不认真，缺乏必要的沟通技巧导致医患纠纷。

二、儿科医患沟通技巧

因此对儿科医生的沟通能力提出更高的要求。首先要掌握不同年龄患儿的心理特点，根据不同患儿特点，采取不同的方式进行沟通。对年龄较小的说话要轻柔，动作宜轻巧、敏捷、熟练，以减少刺激言，同时配合抚触给予无微不至的关爱和呵护，与患儿建立感情。年龄稍大些要鼓励和解释为主，维护孩子的自尊心，使其配合诊疗。除此之外要注意和患儿家长的沟通，在儿科家长在医患关系中起着举足轻重的关键作用。虽然生病的是孩子，但父母的感觉却比自己生病还要着急。因此，与患儿的沟通很大程度上讲是与患儿家长的沟通，这就要求医护人员应充分理解和体谅患儿父母及亲属的心情，要学会换位思考。由于小儿对病症的表述能力差，所以医生要认真听取家长的叙述，及时准确对病情做出判断，及时用通俗易通的语言告知家长孩子的真实情况，取得家长的支持。最后强调的是医疗技术和责任心，是儿科医护人员起码素质的要求。下面的案例很能说明这个问题。

三、儿科医患沟通案例

案例1：媒体第三方调查的方法处理医患纠纷

据中国之声《新闻纵横》报道：五个月大的婴儿徐宝宝，因为眼部发炎于2009年11月3号下午到南京市儿童医院住院治疗，次日凌晨5点停止呼吸。孩子家长认为，在孩子病情不断恶化的情况下，值班医生是因为打游戏、睡觉等原因，没有给孩子及时治疗，导致孩子身亡。10日下午，江苏省卫生厅和南京市卫生局联合召开新闻通气会，公布调查结果，认定医院对于徐宝宝的救治措施完全合理。医院方面没有过错。一时间各大媒体纷纷为家长声援，徐宝宝的母亲说，3号晚上7点，在值班医生唯一一次去病床前看过徐宝宝后，孩子还在继续哭闹，而且声音越来越小，眼睛开始流出褐色的液体。4号凌晨1点，孩子父母请护士把已经睡觉的值班医生喊起来，抱着孩子去请他再看看，他用棉签给孩子处理了一下伤口，继续睡觉。但是此后，孩子病情持续恶化，到凌晨2点以后，呼吸越来越微弱。最后第三方调查组认定南京"患儿死亡事件"医方失职，值班医生被吊销医师执照并开除，南京市儿童医院的院长、党委书记及其他相关医护人员共11人，也受到严厉处分，赔偿家长51万元。

沟通技巧：

（1）值班医生上班时间上网玩下围棋游戏，家长数次反映宝宝病情变化置之不理，导致严重后果。

（2）对眼眶蜂窝组织炎可引起颅内并发症或败血症而危及生命认识不到位，

凭着侥幸心理,思想上不够重视,观察病情不仔细。对患儿态度冷漠,没有从患儿和家长角度考虑问题。

（3）这个案例开了媒体第三方提前介入调查的先河。市政府新闻发言人说以后可以采用第三方调查的方法处理医患纠纷。后来很多地方采用了第三方处理医患纠纷的方法。

案例 2：有错必纠

患儿,五岁,因发热 39 度,妈妈带她来医院看病,医生看了血象说是病毒性感冒,吃点药就好。妈妈说已经吃了两天感冒药体温从 38 度上升到 39 度,孩子说头疼,求求医生再好好看看吧。医生再次详细检查发现时手足口病无菌性脑炎,立即隔离治疗。医生事后真诚向患儿家长道歉,幸亏家长的提醒,才没有耽误病情。因为治疗及时,患儿很快痊愈出院,没有留下后遗症。

沟通技巧：

（1）医生注意倾听家长的主诉,重新认真检查了患儿的情况,发现自己的诊断失误,立即改正。真诚道歉取得谅解。

（2）救治积极,取得了家长的信任。不仅是杜绝了一次医患纠纷,更是改变了一个患儿的一生。体会到作为一个医生的责任重大。

参考文献

［1］Burris J F，Brennan T A，Leape L L，et al. Incidence of adverse events and negligence in hospitalized patients［J］. N Engl J Med，1991，325：210.

［2］Roter D. The enduring and evolving nature of the patient-physician relationship［J］. Patient education and counseling，2000，39(1)：5-15.

［3］Parsons T. The social system［M］. Psychology Press，1991.

［4］Szasz T S，Hollender M H. A contribution to the philosophy of medicine：the basic models of the doctor-patient relationship［J］. Archives of Internal Medicine，1956，97(5)：585.

［5］Veatch R M. A theory of medical ethics［M］. New York：Basic Books，1981.

［6］Medical Applications of the Behavioral Sciences［M］. Year Book Medical Pub.，1981.

［7］Hayes-Bautista D E. Modifying the treatment：patient compliance, patient control and medical care［J］. Social Science & Medicine (1967)，1976，10(5)：233-238.

［8］Hayes-Bautista D E. Termination of the patient-practitioner relationship：Divorce，patient style［J］. Journal of Health and Social Behavior，1976：12-21.

［9］Cassell E J. Talking with Patients：Clinical technique［M］. The MIT Press，1985.

［10］Madsen W. Mexican-Americans of south Texas［J］. 1973.

［11］Coe R M. Sociology of medicine［M］. New York：McGraw-Hill，1970.

［12］Allman R M，Yoels W C，Clair J M. Reconciling the agendas of physicians and patients ［J］. Sociomedical Perspective on Patient Care，1993：29-46.

［13］Clair，Jeffrey Michael. 1993. The application of socialscience to medical practice：PP. 12-28 in Sociomedical Perspectives on Patient Care，J. Clair and R. Allman(eds.) Lexington，KY：University of Kentucky Press.

［14］Fletcher，J. C. United-States Patient Self-Determination Act［J］. Lancet，1992，339(8784)：60.

［15］Shmanske S. Information asymmetries in health services［J］. Independent Review，1996，1 (2).

［16］Kurimoto A. How Social Economy Can Improve User Access and the Capability of Health Services：The Case of Health Co-ops［J］. Consumer Co-operative Institute of Japan，2004.

［17］Herbert M. Swick. Toward a Normative Definition of Medical Professionalism［J］. Academic Medicine，2000，75(6)：612-616.

［18］新世纪的医师专业精神——医师宣言.［EB/OL］. http：//medprof. Bjmu. Edu. cn/xsqy/ xshqy-8. htm.

［19］舍曼·富兰德、艾伦·C. 古德曼,迈伦·斯坦诺. 卫生经济学［M］. 王健,孟庆跃,译. 北京：中国人民大学出版社，2004.

[20] 李国炜. 中美医疗责任保险之比较研究[J]. 医学与哲学，2005，26(4)：52-53.

[21] 饶敏. 浅论我国医患关系现状及其改善策略[J]. 医院管理，2007，4(8)：260-261.

[22] 王佳，王伟，程实. 我国医患关系管理的历史进程与未来展望[J]. 医学与社会，2013，26(2)：72-75.

[23] 程宗璋. 论医疗过失的若干法律问题[J]. 北京军区医药，2002，12(5)：372-375.

[24] 宁波市卫生局. 宁波市医疗纠纷处置机制及成效[J]. 中华医院管理杂志，2010，26(5)：375-378.

[25] 樊静，姜潮. 医疗纠纷的现状及对医院和医务人员的影响[J]. 中国医院管理. 2003，23(1)：29-31.

[26] 郜浩，孙纽云，石玉柱，等. 2009年上海市某区医疗纠纷案例分布情况调查与分析[J]. 中国医院，2011，15(5)：2-5.

[27] 刘丽，谢铮，邱泽奇，等. 不同级别医院医患关系现状及医方影响因素分析[J]. 医学与哲学（人文社会医学版），2009，30(8)：30-31.

[28] 刘俊荣. 经济因素对医患关系的影响及评价[J]. 中国医院管理，2007，27(3)：30-32.

[29] 杨恒连，杨爱芹. 医院医患关系现状分析及改进措施[J]. 实用医药杂志，2013，30(3)：287-288.

[30] 张京航，王晓燕. 医患关系现状的医方因素及对策研究[J]. 医院院长论坛，2009，(2)：46-49.

[31] 刘兰秋，王晓燕，吴利纳，等. 域外医患关系的现状及成因探析[J]. 中国医院，2011，15(3)：76-79.

[32] 郑雪倩，邓利强，陈春林. 对326所医疗机构医疗纠纷和侵权事件的调查报告[J]. 中国医院，2002，6(6)：24-30.

[33] 潘传德，王建华. 医患双方对医患关系的认知差异性的调查分析[J]. 医学与哲学，2005(12)：63.

[34] 郝凯莉，蔡剑飞，刘轶永. 医疗纠纷及其防范[J]. 解放军医院管理杂志，2010，17(8)：737-772.

[35] 高觉敷. 西方近代心理学史[M]. 北京：人民教育出版社，1982.

[36] 范景敏. 医患关系紧张的原因及对策[J]. 中华现代医院管理杂志，2004，2(3)：96.

[37] 王治国，范天全. 医患关系现状及建议[J]. 人民军医，2007，50(12)：780.

[38] 张晓平. 医患关系现状的分析与探讨[J]. 湘潮(下半月)，2013，415(9)：59-60.

[39] 李国俊. 对医院医患关系管理现状的调查分析[J]. 中医药管理杂志，2009，17(9)：808-810.

[40] 袁建君，郑爱惜，徐春娟. 当前我国医院医患矛盾的剖析和启示[J]. 中国医药导报，2012，9(20)：155-157.

[41] 谢兰凤. 我国公民的科学素养水平明显提升第八次中国公民科学素养调查结果公布[J]. 中国科技产业，2010，12：86.

[42] 林丽，赵江波. 医患关系紧张的原因分析与法律对策[J]. 河南师范大学学报(哲学社会科学

版),2010,37(5):138-140.

[43] 邱仁宗. 医患关系严重恶化的症结在哪里[J]. 医学与哲学,2005,26(11):5-7.

[44] 余珊. 医患关系的现状、成因及对策[J]. 卫生职业教育,2008,26(23):148-151.

[45] 张丹,石东风. 医疗纠纷调处的法律问题研究[J]. 医学与哲学,2009,30(5):52-54.

[46] 李润华,刘激扬. 医患关系的现状与改善对策[J]. 湖南医科大学学报(社会科学版),2002,4(4):36.

[47] 游容芳,廖丹琼,朱水华. 医院医患关系的现状分析与思考[J]. 继续医学教育,2010,24(2):15-17.

[48] 黄长久. 医患纠纷及法治化处理的探讨[J]. 中国医院管理,2007,27(5):22-23.

[49] 尹奋勤,梁金婵. 对构建和谐医患关系的法制思考[J]. 医学与哲学(人文社会医学版),2008,29(8):52-67.

[50] 程裁. 浅论媒介与医患和谐[J]. 东南传播,2008,3:36-37.

[51] 鲍勇. 社区健康管理"4CH8"模式理论与实践研究(续完)[J]. 中华全科医学,2013,11(10):1495-1496.

[52] 鲍勇. 社区健康管理"4CH8"模式理论与实践研究(待续)[J]. 中华全科医学,2013,11(9):1329-1330.

[53] 鲍勇. 社区健康管理"4CH8"模式理论与实践研究(待续)[J]. 中华全科医学,2013,11(8):1163-1164

[54] 鲍勇,诸培红,王金柱,等. 健康守门人制度与中国医药卫生改革[J](待续). 中华全科医学,2013,11(3):333-334

[55] 鲍勇,诸培红,王金柱,等. 健康守门人制度与中国医药卫生改革[J](续完). 中华全科医学,2013,11(4):499-450

[56] 鲍勇,王倩,梁颖. 台湾全民健康保险发展的现状与问题[J]. 中国卫生政策研究,2011,04(1):42-45.

[57] 董恩宏,鲍勇(通讯作者). 医疗服务质量感知、维度及测量标准综述[J]. 现代管理科学,2011(10):105-107.

[58] 杜学礼,鲍勇(通讯作者). 上海市居民就医费用满意度的分析[J]. 科技管理研究,2011(19):59-63.

[59] 董恩宏,鲍勇(通讯作者). 基于医疗质量管理患者信任度评价指标 Delphi 构建[J]. 科技管理研究,2011(24):48-52.

[60] 鲍勇,吴克明,顾沈兵. 家庭健康管理学[M]. 上海:上海交通大学出版社,2013.

[61] 鲍勇. 医院绩效管理[M]. 北京:人民卫生出版社,2010.

[62] 鲍勇. 社区卫生服务概论[M]. 南京:东南大学出版社,2010.